Mein Geschwisterchen

urania

Jeanette Stark-Städele

Mein Geschwisterchen

Wenn das zweite Kind kommt

Die Autorin: Jeanette Stark-Städele arbeitet seit über 20 Jahren als Redakteurin, Übersetzerin und Autorin im Buchbereich mit den Schwerpunkten Familienratgeber, Pädagogik, Psychologie und Gesundheit. Bei Urania sind bereits die Bände »Unser Baby im ersten Jahr« und »Erfolgreich lernen bei ADS« erschienen. Jeanette Stark-Städele hat zwei Söhne.

Bibliografische Information der Deutschen Bibliothek
Die Deutsche Bibliothek verzeichnet diese Publikation in der Deutschen Nationalbibliografie; detaillierte bibliografische Daten sind im Internet über http://dnb.ddb.de abrufbar.

Die Ratschläge in diesem Buch sind von der Autorin und dem Verlag sorgfältig erwogen und geprüft, dennoch kann eine Garantie nicht übernommen werden. Die Haftung der Autorin bzw. des Verlages und seiner Beauftragten für Sach- und Vermögensschäden ist ausgeschlossen.

Urania Verlag
in der
Verlagsgruppe Dornier GmbH
Postfach 80 06 69, 70506 Stuttgart

www.urania-verlag.de
www.verlagsgruppe-dornier.de

Umschlaggestaltung: Behrend & Buchholz, Hamburg
Umschlagbild: © Laurence Monneret/Getty Images
Redaktion: Beate Vogt
Satz: AS Typo & Grafik, Berlin
Druck: Westermann Druck, Zwickau
Printed in Germany

ISBN 3-332-01712-8
ISBN 978-3-332-01712-0

Einführung – Aus drei werden vier

Über Kinder oder vielmehr das Fehlen von Kindern wird in heutiger Zeit viel geredet und geschrieben. Junge Menschen planen ihr Leben immer häufiger ohne Kinder. Das ist kein Wunder angesichts der vielfältigen Herausforderungen, aber auch Angebote und Möglichkeiten, die das moderne Leben bietet. Beruf und Karriere und daneben ausreichend Freizeit bestimmen die Lebensplanung von Frauen und Männern in gleicher Weise. Der Wunsch nach einem Kind, der oft latent durchaus vorhanden ist, wird durch »Sachzwänge« immer weiter hinausgeschoben. Viele junge Frauen geben auch an, einfach noch nicht den richtigen Partner gefunden zu haben, mit dem sie eine Familie gründen wollen.

Doch es gibt auch den »anderen Lebensentwurf« – ein Leben mit zwei oder mehr Kindern.

Wir wollen eine »richtige« Familie sein! Unser Kind soll nicht als Einzelkind aufwachsen! – einige Argumente sprechen für den Wunsch nach einem weiteren Kind. Doch da sind auch Zweifel: »Reicht« unsere Liebe für zwei Kinder? Wie wird unser erstes Kind die Geburt eines Geschwisterkindes verkraften? Werden wir das schaffen, mit zwei Kindern?

Ein Kind lässt sich meist noch ins normale Leben integrieren, auch mal »abgeben«, doch die Freuden und Leiden des Geschwisterlebens – Streit, handfeste Auseinandersetzungen, aber auch enges Verbündetsein – stellen die wahren Herausforderungen an das Elternsein dar!

Veränderungen stehen an, wenn die Familie wächst – besonders betroffen ist das bisher einzige Kind, das meist im Zentrum der elterlichen Aufmerksamkeit stand. Nun muss es Zeit, Zuwendung und Schmuseeinheiten teilen. Da müssen die Eltern sensibel auf das Kind eingehen und es umsichtig auf den kommenden Nachwuchs vorbereiten. Auch die Elternbeziehung verändert sich durch die Ankunft eines Geschwisterkindes aufs

Neue. Die Mutter ist noch stärker – oftmals ausschließlich – mit den Kindern befasst; passt man nicht auf, fühlt sich der Vater ausgeschlossen.

Für die Eltern kann auch sonst manches anders sein als erwartet: Es geht nicht einfach alles in einem »Aufwasch«. Jedes Kind stellt spezielle Ansprüche. Und wenn man nachts wieder mehrmals zum Stillen oder Füttern aufstehen muss, fällt es umso schwerer, sich tagsüber geduldig mit einem Kleinkind abzugeben, das gerade die Umwelt selbstständig entdecken will.

Es können sich in der Familie aber auch neue Konstellationen bilden: Erstgeborenes und Vater gehen eine Koalition ein und unternehmen vieles gemeinsam. Oder die Großeltern kommen verstärkt ins Spiel und »übernehmen« häufig das ältere Kind – meist eine sehr wünschenswerte Entwicklung.

Die vielen Aspekte des alltäglichen Lebens, der seelischen Verfassung des Kindes und der Familienbeziehung, die von der Ankunft eines Geschwisterkindes beeinflusst werden, sollen in diesem Buch angesprochen werden – damit Sie gut vorbereitet, aber auch flexibel auf die vielen Herausforderungen reagieren können.

Versetzen Sie sich dabei immer wieder in die Lage Ihres erstgeborenen Kindes: Wie erfährt und erlebt es die Situation? Dann können Sie umsichtig sowohl ihm als auch den Ansprüchen des Babys gerecht werden. Hierfür finden Sie viele Tipps sowie praktikable Vorschläge für Krisensituationen.

Im Laufe der Zeit werden Sie feststellen, dass weniger perfekte Organisation, absolute Gerechtigkeit oder der ständige Versuch, es allen recht machen zu wollen, sondern Humor und Gelassenheit sowie Vertrauen in die eigenen Instinkte das Wachsen der Familie zu einem positiven Übergang machen. Vertrauen Sie darauf, dass Ihre Liebe und Ihr Verständnis Ihnen den Weg weisen – und die Freude an einem »richtigen« Familienleben!

Jeanette Stark-Städele

Noch ein Kind?

Vater, Mutter und zwei Kinder – so stellen wir uns die Idealfamilie vor. Und es ist tatsächlich etwas ganz anderes, zwei oder mehr Kinder zu haben als nur eines. Eltern erleben ganz neue Situationen und Herausforderungen. Für Kinder ist es zweifellos schön und in vielerlei Hinsicht auch bereichernd, mit einem Geschwisterkind aufzuwachsen. Doch selbstverständlich ist das zweite Kind heute nicht mehr und vielerlei Fragen wollen im Vorfeld geklärt werden.

Das Ideal der »richtigen« Familie

Sie haben ein Kind und lieben es über alles. Der Alltag in Ihrer kleinen Familie hat sich eingespielt, jeder kommt inzwischen zu seinem Recht. Sie und Ihr Partner haben den Übergang von der Paarbeziehung zum Elternsein »geschafft« und jeder hat für sich inzwischen sogar kleine Freiräume zurückerobert. Auch finanziell ist alles einigermaßen geregelt und vielleicht können Sie Ihre Berufstätigkeit mit den Familienaufgaben verbinden. Eigentlich ist alles perfekt. Doch dann stellt sich so ein seltsames Gefühl ein und immer häufiger steht eine Frage im Raum: »Wäre es nicht schön, noch ein Kind zu haben? Eine richtige Familie zu sein?« Manche Frauen – und Männer – sind richtig gehend froh, wenn es einfach »passiert« und sich das zweite Kind ungeplant ankündigt.

Viele Paare wünschen sich zwei oder drei Kinder, auch wenn die Rahmenbedingungen oft schwierig sind.

Viel wird in den Medien und im Privaten von der »richtigen« Familie geredet: Mutter, Vater und zwei oder mehr Kinder. Das ist das Ideal. Doch das Leben ist selten ideal. Und so ist auch Familie viel mehr: Alleinerziehende Mütter oder Väter mit einem oder mehreren Kindern, Patchworkfamilien in vielerlei Gestalt, »deine« Kinder, »meine Kinder« und vielleicht noch gemeinsame Kinder. Familie ist heute bunt und vielfältig und – nebenbei bemerkt – auch auf diese Weise kann ein Kind Geschwister bekommen, nicht nur niedliche kleine Babys, sondern Mitbewohner in jedem Alter, was sich auf eine Familienbeziehung, die dabei erst aufgebaut werden muss, wie auch auf die Psyche jedes einzelnen betroffenen Kindes, stark auswirken wird.

Gefühle und Argumente ...

Doch zurück zum Normalfall, der heute schon gar nicht mehr so normal ist: Sie haben ein Kind, Sie lieben es über alles, Sie haben den Übergang von der Paarbeziehung zum Elternsein gemeistert und Sie wünschen sich ein zweites Kind. Welche

Gründe bewegen Sie, außer dem »Bauchgefühl«, das sich tief im Innern meldet?

Rückblick auf die eigene Lebenserfahrung

Vielleicht sind Sie selber oder Ihr Partner mit Geschwistern groß geworden und haben Ihre Kindheit und das Gefühl der Gemeinschaft in bester Erinnerung und als stabile Grundlage Ihres Lebens erfahren. Geblieben nach all den Jahren ist die Erinnerung an die Geschwistersolidarität; die Erinnerung an Rivalitäten und Zankereien ist in den Hintergrund getreten. Vielleicht sind Sie aber auch als Einzelkind aufgewachsen und wünschen sich gerade deshalb Geschwister für Ihr Kind und sich selbst endlich eine größere Familie, weil Sie immer etwas vermisst haben: als Kind jemanden zum Spielen, zum Reden, als Beistand, als Verbündeten. Die Eltern sind sowieso immer die Stärkeren und außerdem sind sie zu zweit. Doch als Geschwister ist man ebenfalls stark und bildet notfalls eine Front dagegen. Sie haben vielleicht noch in allzu guter Erinnerung, dass Sie immer die ganze Erziehung allein abgekriegt haben und vermissen heute als Erwachsener immer noch die Familienbande. Besonders spürbar ist dieser Mangel an den typischen Familienfesten, z. B. an Weihnachten, wenn inzwischen erwachsene Einzelkinder nicht im Kreise einer großen Verwandtschaft zusammenkommen können.

Die eigene Lebenserfahrung spielt bei der Entscheidung für ein zweites Kind eine wichtige Rolle.

Doch das Einzelkindargument sollte nur zählen, wenn Sie es wie geschildert als eigene Lebenserfahrung mitbringen und empfinden. Die bewusste, sozusagen kopfgesteuerte Entscheidung für ein weiteres Kind, damit das erste kein »verwöhntes« Einzelkind bleibt, ist eher mit Vorbehalt zu betrachten (mehr dazu auf Seite 13 f.). Nicht aus pädagogischen Gründen heraus sollten sich Eltern für ein weiteres Kind entscheiden, sondern aus der Freude am Leben mit Kindern.

Zwar nachvollziehbar, doch leider ebenso zweifelhaft ist der Wunsch nach einem weiteren Kind, weil man sich noch einen

Jungen – oder ein Mädchen – wünscht. Ist die Persönlichkeit vom Geschlecht abhängig? Zweifellos sind Jungs anders als Mädchen, das will heute niemand mehr wegdiskutieren. Doch jedes Kind hat seine ganz eigene Persönlichkeit – da gibt es wilde Mädchen und sanfte Jungs. Wird man das Kind weniger lieben, wenn es nicht das ersehnte Geschlecht hat?

Das soziale Umfeld

Nicht selten drängt sich durch das soziale Umfeld die Frage nach einem weiteren Kind auf. Freundinnen aus der Krabbelgruppe sind wieder schwanger, Mütter im Kindergarten, in den das eigene Kind vielleicht schon geht, ebenfalls. Aus den Ein-Kind-Familien im Wohnviertel werden Zwei-Kind-Familien – da kommt man selbst bald ins Grübeln.

Überlegen Sie, ob Sie wirklich selbst einen starken Kinderwunsch verspüren oder sozusagen im Zugzwang sind. Würden Sie auch noch ein Kind wollen, wenn Sie inmitten lauter Singles wohnen würden?

Aus Freude am Leben mit Kindern sollte die Entscheidung für ein weiteres Kind getroffen werden.

Vielleicht ist Ihr Kind aber auch schon so groß, dass es selber nach Geschwistern fragt, sich so sehr ein Brüderchen oder Schwesterchen wünscht – doch Vorsicht: Bitte keine falschen Erwartungen wecken. Da kommt zunächst kein Spielkamerad auf die Welt, sondern erst einmal ein Störenfried!

Was wirklich zählt ...

Letztlich entscheidet das Gefühl – oder der Bauch. Man kann sich noch so viele Gedanken über Vor- und Nachteile von ein, zwei oder mehreren Kindern machen, vernünftige Argumente abwägen, die Frage nach Beruf und sozialer Absicherung stellen – wenn man noch ein Kind will, dann sollte – und wird – man es auch bekommen! Freuen Sie sich darauf!

Führen wir aber dennoch unsere rationalen Überlegungen, die sich gleichwohl aufdrängen, zu Ende, damit keine Fragen oder Zweifel offen bleiben.

Brauchen Kinder Geschwister?

»Typisch Einzelkind« – die Stereotype vom verwöhnten, egoistischen Prinzen oder der überbehüteten Prinzessin geistern durch viele Köpfe. So wünscht man sich das eigene Kind sicher nicht. Doch das Vorurteil hält einer sachlichen Überprüfung nicht unbedingt stand. Einzelkinder bekommen mehr elterliche Aufmerksamkeit, sind mit zunehmendem Alter meist vernünftiger, sprachlich gewandter und, so belegen Studien immer wieder, in der Schule oft besonders erfolgreich. Aber: Ähnliches gilt tendenziell auch für Erstgeborene. Da Einzelkinder häufig das »Ein und Alles« ihrer Eltern sind, alleiniger Hoffnungsträger, werden sie nicht selten von den vielfältigen Ansprüchen und Erwartungen ihrer Eltern überfordert. Bei Geschwistern verteilen sich Aufmerksamkeit, aber auch Ansprüche auf mehrere Köpfe. Das kann durchaus von Vorteil sein. Kein Kind muss allein die Projektionen aller elterlichen Wünsche tragen oder gar erfüllen; das bedeutet, dass jedes Kind sich freier entfalten kann.

Das Leben als Einzelkind kann durchaus Vorteile haben – aber auch manchen Nachteil!

»Du spielst mit meinen Legos und ich krieg dein Feuerwehrauto!«

Geschwister untereinander – das bedeutet Spiel, Spaß, Hilfestellung und gemeinsame Verantwortung. So stellen wir es uns vor. Geschwister müssen aber auch lernen zu teilen, Rücksicht zu nehmen, Kompromisse auszuhandeln, zurückzustecken – es bleibt ihnen gar nichts anderes übrig. Auf diese Weise erwerben sie wichtige soziale Kompetenzen im spielerischen Miteinander und in der alltäglichen Auseinandersetzung. Sie suchen nach Lösungen – auf der gleichen Ebene. Sie müssen nicht nur materielle Dinge teilen und abgeben lernen (was Kinder genauso in Kindergruppen lernen können), sondern auch elterliche Aufmerksamkeit – und das können die sozialen Kontakte in Kindergruppen nicht leisten.

Kinder lernen durch eigenes Tun und Nachahmung – daher lernen Geschwister sehr viel voneinander.

»Das will ich auch können!«

Kinder, das wissen wir heute, nicht zuletzt infolge der Pisa-Studie, lernen voneinander – oft mehr und besser als von Erwachsenen. Sie orientieren sich aneinander und eifern einander nach. Was die große Schwester schon kann, will der kleine Bruder auch können. Und so guckt er zu, schaut sich Fähigkeiten ab und probiert so lange, bis er es kann. Es ist ein Lernen durch Tun. So lernen Kinder am besten, viel besser als durch Anweisungen und bewusstes Vormachen durch Erwachsene.

»Wie Hund und Katz«

Doch es soll nicht verschwiegen werden, dass Geschwister auch aneinander leiden können. Es besteht immer auch die Gefahr, dass ein Kind zu kurz kommt. Diese Gefahr besteht insbesondere dann, wenn ein Kind dauerhaft besonderer Aufmerksamkeit bedarf, z. B. wegen chronischer Krankheit, Lernbeeinträchtigung o. Ä. Man darf auch nicht vergessen, dass es trotz aller familiären Bande Geschwister gibt, die sich einfach nicht verstehen und vertragen. Geschwister können höchst unterschiedlich sein und völlig konträre Interessen entwickeln, mit wenig Verständnis für den anderen. Eine solch ungünstige Konstellation dürfen Eltern nicht ignorieren. Sensibel muss dann auf die Bedürfnisse jedes Kindes eingegangen werden und jedem Kind möglichst eigener Freiraum geschaffen werden.

»Wir gehören zusammen!«

Geschwisterbeziehungen können sehr unterschiedlich aussehen, ganz verschieden erfahren und erlebt werden. Nur wenige Merkmale lassen sich verallgemeinern. Eines allerdings, das hat die Geschwisterforschung gezeigt, steht fest: Die typischen Entwicklungsaufgaben, die Geschwister in der Kindheit und Jugend gemeinsam zu bewältigen haben und von denen sie in sozialer und persönlicher Hinsicht am meisten profitieren, sind die wechselseitige emotionale Unterstützung und der Aufbau von Freundschaft und Kameradschaft. Die älteren Geschwister helfen den jüngeren, man erweist sich kleine Gefälligkeiten und steht einander bei. Und wenn man noch so viel streitet – in schwierigen Situationen solidarisiert man sich und bezieht gemeinsam Front gegen Dritte (das können auch mal die eigenen Eltern sein).

Zwei Kinder – doppelte Arbeit, mehr Stress?

Vielerlei Überlegungen stellen sich ein, wenn man an ein zweites oder noch weitere Kinder denkt. »Sind wir nicht mit einem Kind schon an der Grenze der Belastbarkeit?«, ist vermutlich der erste Gedanke. Doch auch die Frage nach der Vereinbarkeit von Beruf und Familie, der zusätzlichen finanziellen Belastung und möglichen Einschränkungen muss neu bedacht werden.

Schaffen wir das überhaupt?

Immer wieder hören Sie: Erst mit zwei oder mehreren Kindern lernen Eltern wirklich, was eine richtige Familie ist.
Zunächst einmal: Einiges daran stimmt. Mit einem Kind ist man, vor allem wenn es schon etwas größer ist, noch relativ flexibel in Berufs-, Freizeit- und Abendgestaltung, mit zweien sieht das ganz anders aus.

Zwei Kinder sind anstrengend, aber der Arbeitsaufwand verdoppelt sich nicht.

Allerdings ist die Rechnung nicht ganz so einfach: Zwei Kinder sind zwar erst mal viel anstrengender, machen aber nicht unbedingt die doppelte Arbeit – und später kehrt sich das Ganze um – dann können die Älteren sich mit den Kleineren beschäftigen und auf sie aufpassen. Und außerdem sieht man als Eltern im Laufe der Zeit auch manches lockerer.
Auf jeden Fall sind zwei Kinder zunächst einmal anstrengend. Egal, wie weit die Kinder auseinander sind. Nachts muss man wieder raus, Wäscheberge türmen sich und alle beanspruchen die elterliche Zeit und Aufmerksamkeit. Nischen, Rückzugs-

möglichkeiten finden sich immer seltener. Und wo es noch möglich war, ein Kind auch mal »abzugeben«, sei es an Freunde oder Großeltern, oder ein Kind einfach mal zum Spielen zum Freund ging, lassen sich zwei Kinder nicht mehr so einfach »wegorganisieren«. Die Eltern haben weniger Zeit füreinander und für sich selbst.

Wenn das Gefühl der Überforderung aufkommt

Freiräume im Alltag, vielleicht Abwechslung im Beruf und neue Kontakte wirken dem Elternstress entgegen.

Anfangs belastet oft schlichtweg chronische Müdigkeit. Später kann sich ein latentes Gefühl der Überforderung einstellen. Nicht selten empfinden – vor allem – die Mütter im Laufe der Monate, wenn die anfängliche Aufregung und die Zeit der ersten Umstellung vorüber ist, so etwas wie Überdruss. Jeden Tag dasselbe, am Wochenende auch ... Kochen, Putzen, Waschen, Liedchen singen und Sandkuchen backen; es gibt sicher manchmal auch Spannenderes. Und dabei darf man sich selbst ein solches Gefühl eigentlich noch nicht mal eingestehen. Doch das muss man, so früh als möglich, und aktiv gegensteuern, durch die Schaffung von Freiräumen, neuen Kontakten oder einer – wenigstens zeitweiligen – Berufstätigkeit.

Stress entsteht aber nicht nur durch mehr Arbeit, sondern auch durch nervliche Belastung. Rund um die Uhr muss – wiederum vor allem – die Mutter zur Verfügung stehen. Ein Kind machte irgendwann mal Mittagsschlaf. Dann konnten sich Mutter und/oder Vater ebenfalls ausruhen. Doch zwei Kinder schlafen, zumindest tagsüber, selten zur gleichen Zeit. Wenn das Baby schläft, steht mit Sicherheit das Erstgeborene da und beansprucht endlich »seine« Zeit.

Später dann erlebt man, dass Kinder sich anders entwickeln können als gedacht und auch den Umgang miteinander erst lernen müssen. Und dass man selbst manches anders macht, als man sich fest vorgenommen hatte. Eigentlich wollte man immer geduldig mit seinen Kindern umgehen, um irgendwann festzustellen, dass man im Kasernenton mit ihnen redet ...

Sobald auch das Kleine mobil wird und die beiden miteinander spielen, kommt häufig die Angst dazu, dass etwas passieren könnte. Ist man nicht immer wieder besonders alarmiert, wenn beide Kinder außer Sichtweite sind und man zehn Minuten lang nichts mehr von ihnen gehört hat?
Mehrere Kinder zu haben, das bedeutet oft auch: Abschied von Idealen, vom Wunsch, alles perfekt zu machen, von dem festen Vorsatz, immer ruhig und gelassen zu bleiben. »Ich werde trotzdem immer …« – diesen Satz sollten Sie vergessen und vor allem sich selbst gegenüber nachsichtig und tolerant sein. Kinder bedeuten Veränderung – auch für die eigene Persönlichkeit, die eigenen Einstellungen, die eigenen Werte.

Wie steht es mit Finanzen, Wohnung und Beruf?

Die Entscheidung für ein Leben mit Kindern bedeutet in vielen Bereichen, dass die Eltern zurückstecken und sich einschränken müssen. Das gilt auch für materielle Dinge. Natürlich ist Geld nicht entscheidend für Lebensglück. Kinder geben so viel mehr und lehren, was wirklich wichtig ist im Leben. Dennoch darf man nicht ignorieren, dass eine zu starke finanzielle Einschränkung das Familienleben sehr belasten kann. Daher tun Eltern gut daran, bei der Planung für ein zweites Kind auch eine Art Kassensturz zu machen und sich zu überlegen, welche zusätzlichen finanziellen Belastungen auf sie zukommen werden und wo andererseits eingespart werden kann.

Kinder müssen kein Armutsrisiko sein.

Kinder kosten Geld, das steht außer Frage. Doch sie müssen kein Armutsrisiko sein, wie uns die Medien ständig vermitteln. Durch geschickte Haushaltsplanung und klare Überlegungen, was an Anschaffungen und zur Aufrechterhaltung des Lebensstandards wichtig ist und was entbehrlich, lässt sich ein zweites Kind in der Regel gut »mitfinanzieren«. Und für Eltern spielen die Kosten, vor allem bei der Entscheidung für das zweite Kind, interessanterweise auch kaum eine Rolle. Zwei Kinder sind, zumindest im Kleinkindalter, nicht viel teurer als eines.

Denn Ausstattung, Kleidung und Spielsachen reichen gut für zwei. Etwas anders mag es später aussehen, wenn die Kinder unterschiedliche Interessen entwickeln oder keine abgelegte Kleidung mehr tragen wollen. Auch das vorhandene Raumangebot reicht für zwei Kinder meist aus – das Kinderzimmer kann geteilt werden. Stärker fällt das finanzielle Argument erst bei drei Kindern ins Gewicht, was auch die Statistik bestätigt, denn bei Kind Nummer 3 muss der Lebensstandard oft eingeschränkt werden und das viel zitierte Armutsrisiko steigt. Hinzu kommt, und das zählt vermutlich am stärksten, dass die Mutter bei drei Kindern einer anspruchsvollen Berufstätigkeit infolge der mangelnden Betreuungsmöglichkeiten selten nachgehen kann.

Eine richtige Mutter bleibt zu Hause?

In anderen europäischen Ländern ist es selbstverständlich, dass Mütter berufstätig sind.

Stark wiegt die Frage nach der Berufstätigkeit der Mutter. In Deutschland ist es nicht einfach, Beruf und Familie zu vereinbaren. Es wird zwar viel diskutiert über die Notwendigkeit von Betreuungsplätzen gerade für Babys und Kleinkinder, doch es geschieht wenig. Kinderbetreuung muss weitgehend privat organisiert und teuer bezahlt werden. Oft lohnt sich da die Berufstätigkeit der Mutter, vor allem in Teilzeit, kaum. Hinzu kommt, dass auch Ideale Bestand haben, nach denen eine »richtige« Mutter zu Hause bleibt, spätestens wenn sie mehr als ein Kind hat und solange die Kinder klein sind. Doch das ist keineswegs notwendig. Kinder brauchen ihre Mutter nicht 24 Stunden am Tag. Früher waren Frauen auch gezwungen zu arbeiten, die Kinder besser gestellter Familien wurden von Ammen und Kindermädchen versorgt. Und heute gibt es im europäischen Ausland nur wenige Länder, in denen das Ideal der Rumdum-Versorgung durch die Mutter ebenfalls vorherrscht – und die Kinder dort gedeihen wohl!
Das zweite Kind muss also kein Hindernis für die Berufstätigkeit der Mutter sein. Dass es eine Karrierebremse ist, soll nicht

wegdiskutiert werden, denn dass Mütter eben doch zugunsten der Kinder zurückstecken und die heutige Berufswelt in vielen Bereichen zunehmend absolute Verfügbarkeit fordert, ist ebenso Tatsache. Wichtig ist in jedem Fall, frühzeitig die Weichen zu stellen, mit dem Arbeitgeber zu sprechen, die Möglichkeiten auszuloten und sich um eine verlässliche Form der Kinderbetreuung zu kümmern.

Kann ich überhaupt zwei Kinder gleich lieben?

Mein »Ein und Alles« – das gilt bald auch für beide Kinder.

Die Frage klingt zunächst seltsam, doch vielen Eltern ist sie bekannt. Da hat sich im intensiven Miteinander mit dem Erstgeborenen ein ganz tiefes Gefühl eingestellt und man kann sich kaum vorstellen, dass noch Platz für weitere Gefühle für ein zweites Kind sein soll.

Doch seien Sie versichert, bald nach der Geburt werden Sie sich überhaupt nicht mehr vorstellen können, diese Frage jemals gestellt zu haben. Ihre Liebe erweitert sich, sie wird sich auf alle Kinder erstrecken, die Sie haben werden, und bildet die Basis der Familienbeziehung.

Die Mehrkindfamilie – mehr Belastung?

- Mehrere Kinder kosten zunächst mehr Zeit, Kraft und Geld. Sie beanspruchen die Eltern weit stärker und können die Partnerbeziehung belasten.
- Später geht die Belastung meist zurück: Die Geschwister entwickeln eine eigene Beziehung zueinander, spielen und werkeln miteinander, können sich Hilfestellung geben und so einiges allein »auf die Reihe« bekommen.
- Vieles ist von Beginn an beim zweiten Kind einfacher: Die Eltern sind erfahren in der Babypflege, Alltag und Wohnung sind bereits auf Kinder eingerichtet und die Eltern gehen manches gelassener an.

Wann ist der richtige Zeitpunkt fürs zweite Kind?

Kinder werden heute in der Regel geplant und Eltern machen sich viele Gedanken, wann der günstigste Zeitpunkt für ein zweites oder ein weiteres Kind sein könnte. Der Altersabstand zwischen Geschwistern liegt in Deutschland im Durchschnitt zwischen 2,5 und 4 Jahren. Familienpädagogen raten zu einem Altersabstand von etwa drei Jahren, weil die Geschwister dann häufig gut miteinander auskommen, das Größere bereits Selbstständigkeit entwickelt hat, die beiden später weniger miteinander rivalisieren und mehr miteinander anfangen können. Und dennoch: Einen idealen Altersabstand gibt es nicht. Manche Eltern würden ihre Kinder immer wieder mit möglichst geringem Altersabstand bekommen, damit die Geschwister viel miteinander anfangen können und eine starke emotionale Nähe entwickeln, andere finden, dass sozusagen zwei »Einzelkinder« mit großem Altersabstand genau richtig sind, weil sie sich dann intensiv um jedes Kind kümmern können.

Gibt es einen idealen Altersabstand?

Wenn der Altersabstand gering ist, haben die Geschwister entwicklungsbedingt ähnliche Interessen.

Vor- und Nachteile bringt jeder Altersabstand mit sich, sowohl für die Arbeitsbelastung der Eltern wie auch für die Geschwisterbeziehung. Ein Altersabstand bis etwa zwei Jahre bedeutet zunächst eine starke Belastung für die Eltern, denn Füttern (oder Stillen und Füttern), Wickeln, Baden im Doppelpack können sehr anstrengend sein. Andererseits sind die Eifersucht und die Suche nach Aufmerksamkeit beim Erstgeborenen geringer. Bald werden die Kinder immer wieder miteinander spielen. Die Geschwister haben entwicklungsbedingt ähnliche Interessen, dadurch viele Berührungspunkte, aber auch viel Grund zum Streiten.

Schwieriger ist es für ein Kind, das etwa zwei Jahre alt ist. In dieser Lebensphase ist das Kind hin und her gerissen zwischen dem Wunsch nach Selbstständigkeit und dem Bedürfnis, von der Mutter versorgt zu werden. Es erlebt seinen Alltag und seine Beziehungen schon sehr bewusst und hat sich an sein Einzelkinddasein gewöhnt. Auch die Trotzphase wird gerade durchlebt und das Kind kann seine eigenen Wünsche kaum zurückstellen. Ein Kind in diesem Alter leidet häufig am stärksten unter der Geburt eines Geschwisterkindes.

Experten bezeichnen einen Altersabstand von drei Jahren als besonders vorteilhaft.

Ein Abstand von drei Jahren erscheint Familienpädagogen, Psychologen – und vielen Eltern – als vorteilhaft. Das ältere Kind geht vielleicht schon in den Kindergarten, hat eine eigene Lebenswelt aufgebaut und eigene Interessen. Es ist nicht mehr ausschließlich von den Eltern abhängig, sein Selbstbewusstsein ist gestärkt, es hat gelernt, seine Bedürfnisse aufzuschieben, und so fällt es ihm leichter, sich in die veränderte Familiensituation hineinzufinden. Natürlich reagiert es mit Eifersucht auf das Geschwisterkind, doch mit Argumenten lässt es sich zu praktischer Hilfestellung motivieren und so in die Betreuung des Babys einbeziehen. Die Beziehung zum Vater wird als Ausgleich zur Einschränkung der Mutterbeziehung akzeptiert. Für die Eltern ist der Alltag einfacher, da das ältere Kind schon vieles selbstständig erledigen kann.

Beträgt der Altersabstand mehr als vier oder fünf Jahre, haben die Geschwister eindeutig getrennte Lebensbereiche und es gibt im Laufe der Jahre sicher weniger Streit. Allerdings auch wenig Gemeinsamkeiten. Oft ergibt sich in diesem Fall eine enge Beziehung des Erstgeborenen zum Vater. Die Eltern fangen bei einem so großen Altersabstand sozusagen nochmals von vorn an, können aber die Babyjahre ihres zweiten Kindes auch sehr bewusst erleben. Bei einem großen Altersabstand ist das ältere Kind für das Kleinere in besonderer Weise Vorbild, dem es nacheifert und von dem es lernt.

Sehr wichtig ist bei einem größeren Altersabstand eine räumliche Trennung und Verständnis, wenn das Ältere auch einmal seine Ruhe haben will.

Bei allen Überlegungen über den idealen Altersabstand darf nicht vergessen werden, dass jedes Kind eine sehr ausgeprägte Individualität besitzt, die die Qualität der Geschwisterbeziehung in sehr viel stärkerem Maße prägen kann als der Altersabstand.

Respekt, Gemeinschaft, Solidarität

Die Basis, auf der eine Familie größer werden und wachsen kann, ist eine harmonische Beziehung zueinander, Verständnis füreinander und ein alltägliches Miteinander, das geprägt ist von Respekt, Gemeinschaft, Solidarität. Auf keinen Fall, und das darf nie vergessen werden, ist ein Kind eine Art »Ehekitt«. Ist eine Beziehung schon durch das erste Kind stark belastet, kann ein zweites Kind sie kaum retten.

Wir freuen uns aufs zweite Kind!

Schon die Schwangerschaft wird beim zweiten Kind anders erlebt als beim ersten. Das große Kind steht im Mittelpunkt und beansprucht die Eltern. Doch es muss schrittweise auf das Geschwisterkind vorbereitet werden. Durch eine einfühlsame Aufklärung sowie seine Einbeziehung in die praktischen Vorbereitungen können Eltern späterer Eifersucht vorbeugen, das Kind stärken, ihm Vertrauen vermitteln und so das Geschwisterverhältnis schon während der Schwangerschaft positiv beeinflussen.

Wie die Mutter die zweite Schwangerschaft erlebt

Es ist anders als beim ersten Kind – das werden Sie bald erfahren. In der ersten Schwangerschaft konnten Sie sich ganz auf sich, die körperlichen Veränderungen und Ihre Gefühle konzentrieren. Das Neue dieser Erfahrung war faszinierend und Sie haben es bewusst wahrgenommen. Auf mögliche Beschwerden konnten Sie reagieren. Sie konnten sich »schonen« und Rücksicht auf Ihren Körper nehmen. Wenn sich die morgendliche Übelkeit einstellte, konnten Sie sich mit einer Tasse Tee zumindest kurz nochmals hinlegen. Wenn Sie tagsüber müde waren, fand sich doch meist die Möglichkeit zum kurzen Ausruhen. Am Wochenende konnten Sie sich wirklich erholen. Gespannt haben Sie auf die ersten Bewegungen Ihres Kindes gewartet und Sie – und Ihr Partner – hatten Zeit, den Bauch zu streicheln, mit dem Baby zu sprechen, sich das Leben mit dem Kind auszumalen. Sie konnten gemeinsame Unternehmungen genießen, hatten Zeit, gesunde Mahlzeiten zuzubereiten und ausgedehnte Spaziergänge zu machen. Sie konnten sich voll und ganz auf das Leben, das in Ihnen heranwuchs, einstellen.

Die zweite Schwangerschaft beansprucht nicht mehr die volle Aufmerksamkeit, wird aber intensiver erlebt.

Dieses Mal ist es anders: Sie sind eher so »nebenbei« schwanger. Wenn Sie das erste Mal noch überlegten, ob die Tasche nicht zu schwer ist zum Heben, tragen Sie jetzt wie gewohnt das Kleinkind ins Bett, springen schnell die Treppe hinauf und bringen den Wäschekorb hinaus. Auch die optimale Ernährung steht nicht mehr im Zentrum Ihres Interesses, gekocht wird, was schnell geht und dem Kleinkind schmeckt. Und das bekommt auch Ihnen und dem neuen Baby gut!

Viele Frauen berichten, dass sie das Gefühl hatten, dass die zweite Schwangerschaft »schneller« vorübergeht. Das ist verständlich, denn unser Zeitempfinden ist subjektiv, und je stärker wir in äußere Rahmenbedingungen und Abläufe eingebunden sind – wie es beim Leben mit einem Kind der Fall ist –, umso schneller vergeht die Zeit. Es fehlt die Muße, sich auf das neue Kind intensiv einzulassen. Dieser Mangel wird jedoch durch die höhere Sensibilität ausgeglichen, mit der Sie die zweite Schwangerschaft erleben. Sie kennen die Veränderungen Ihres Körpers bereits, erspüren instinktiv, was in Ihrem Inneren vor sich geht und nehmen dadurch Anteil am Wachsen Ihres neuen Babys.

Medizinisch gesehen verläuft die zweite Schwangerschaft nicht anders als die erste und häufig einfacher und komplikationslos. Auch die Geburt schreitet meist schneller voran. Auffällig ist, dass der Bauch schneller rund wird. Das hat damit zu tun, dass das Gewebe und die Bänder durch die vorige Schwangerschaft bereits etwas »ausgeleiert« und nicht mehr so straff sind und sich schneller dehnen. Der wachsende Bauch, auf den viele Frauen in der ersten Schwangerschaft sehr stolz waren, wird dieses Mal doch eher beiläufig mitgetragen.

Aus medizinischer Sicht verläuft die zweite Schwangerschaft häufig komplikationsloser.

Sie sehen: Es dreht sich nicht mehr alles um die zweite Schwangerschaft. Der Alltag mit dem Kleinkind will bewältigt werden, zum Nachdenken bleibt nicht viel Zeit. Dennoch sollten Sie auf Ihre Bedürfnisse achten und sich regelmäßige Phasen körperlicher Erholung sowie Zeiten der Besinnung verschaffen, damit Sie gestärkt und wohl vorbereitet der Geburt Ihres zweiten Kindes entgegensehen können.

Zeit für sich selber

Jede Schwangerschaft ist etwas Besonderes und sollte intensiv erlebt werden. Vernachlässigen Sie sich in dieser Zeit nicht. Ihr Körper und Ihre Seele leisten Außergewöhnliches, wenn ein kleiner Mensch in Ihnen heranwächst. Nehmen Sie sich daher regelmäßig kurze Auszeiten und lassen Sie sich von den Anforderungen des Alltags nicht überrollen. Ihrem Erstgeborenen schadet es keineswegs, wenn Sie gelassen, aber bestimmt, Freiräume für sich schaffen.

Wie Väter die zweite Schwangerschaft erleben

Zunächst einmal gilt das Gleiche wie für die erste Schwangerschaft: Manche Männer sind von Anfang an emotional stark am Verlauf der Schwangerschaft ihrer Partnerin beteiligt; es gibt jedoch auch Männer, die zunächst wenig Interesse an den Einzelheiten der Schwangerschaft, am Thema Geburt und dem Leben mit Kind nach der Geburt zeigen. Dieses Verhalten muss nicht Rücksichtslosigkeit oder Egoismus bedeuten; vielmehr ist es oft so, dass Männer und Frauen diese einzigartige Zeit auf verschiedene Weise erleben und sich nur schwer darüber verständigen können.

Väter erleben die zweite Schwangerschaft ihrer Partnerin häufig gelassener – durchaus auch bewusster.

Häufig wird jedoch die zweite Schwangerschaft von Vätern viel gelassener angegangen. Beim ersten Kind bangen werdende Väter insgeheim um die Gesundheit von Mutter und Kind. Sie erleben teilweise völlig überrascht die Stimmungsschwankungen, Gelüste und neuen Bedürfnisse ihrer Partnerin und voller Verwunderung, manchmal auch zwiespältig, die Veränderungen ihres Körpers. Oft fürchten sie sich vor der Verantwortung der Vaterschaft und nicht selten leiden sie unter diffusen körperlichen Symptomen. Viele Frauen berichten, dass ihre Männer bei der zweiten Schwangerschaft verständnisvoller sind, andere berichten hingegen, dass ihr Partner nicht mehr so stark Anteil nimmt.

Der Entbindung sehen viele Männer gelassener entgegen, weil sie bereits ungefähr wissen, was auf sie zukommt. Das gilt auch für die Zeit nach der Entbindung, weil sie bereits in die Vaterrolle hineingewachsen sind und Erfahrung im Umgang mit einem Kind haben.

In der ersten Schwangerschaft sorgen sich viele Väter – bewusst oder unbewusst –, ihre Partnerin an das Baby zu »verlieren«. Sie fragen sich, wie diese Dreiecksbeziehung funktionieren wird, und fürchten, in eine Außenseiterposition zu geraten. In der zweiten Schwangerschaft spüren sie, dass sie gebraucht

werden, im Haushalt, aber besonders auch vom Erstgeborenen. Zu ihm entwickeln Väter später dann ein besonders tiefes Verhältnis, was für alle Familienmitglieder von Vorteil ist.
Die zweite Schwangerschaft ist für Väter auch eine Chance, vieles dieses Mal besser zu verstehen, bewusster zu erleben und vielleicht auch besser zu machen – sei es Verständnis für die Partnerin, das Geburtserlebnis oder die Vaterrolle.

Bereicherung oder Belastung für die Partnerschaft?

Wenn das Familienleben mit einem Kind als positiv erlebt wird, fällt der Schritt zur Zwei-Kind-Familie viel leichter.

Wenn Sie zum ersten Mal Eltern werden, ist die Schwangerschaft die Phase, in der Sie die Weichenstellung von der bisherigen Paarbeziehung zur »Elternbeziehung« vornehmen. In der zweiten Schwangerschaft sind Sie bereits mit der Elternrolle vertraut, es geht nun darum, die »Familienbeziehung«, das Leben zu viert, neu zu gestalten.
Das erste Kind ist oftmals eine Art Erweiterung der Paarbeziehung und des bisherigen Lebens. Bei zwei Kindern macht sich vor allem die Frau immer mehr Gedanken, wie das alles zu schaffen sein wird und sie allen Ansprüchen gerecht werden kann. Der Mann dagegen sieht die Sache oft erst einmal gelassener. Für ihn änderst sich zunächst im Alltag wenig – er geht arbeiten, empfindet aber häufig eine noch stärkere finanzielle Verantwortung. Bei Männern findet man eher die Einstellung: »Das wird sich schon regeln.«
Wie die Eltern als Paar die Schwangerschaft erleben und wie sich ihre Beziehung entwickelt bzw. verfestigt, hängt stark davon ab, wie das bisherige Familienleben erlebt wird: Sind beide Partner mit dem Alltag zufrieden? Haben beide das Gefühl, ihr Leben selbstbestimmt gestalten zu können und genügend Freiräume zu haben – für sich selbst wie auch gemeinsam mit dem Partner? Oder gibt es Diskrepanzen? Wollte gar nur die Mutter noch ein zweites Kind? Welches

Verhältnis hat der Vater zum Erstgeborenen? Steht er beruflich unter starkem Druck? Hat der Partner schon jetzt das Gefühl, etwas verloren zu haben? Empfindet er gar Eifersucht auf sein Kind? Geht jeder in seinem Lebensbereich auf? Findet ein Austausch statt?

Ein zweites Kind wirkt sich nicht negativ auf die Partnerschaft aus – wenn die Eltern im Gespräch bleiben.

All diese Fragen müssen gestellt und ehrlich beantwortet werden. Denn eines steht von vornherein fest: Leichter wird die Partnerschaft sicherlich nicht mit dem zweiten Kind. Zwei Kinder fordern mehr Zeit, die Rollen als Mutter und als Vater werden neu definiert, ebenso wie die Partnerschaft. Beim zweiten Kind wird sie auf den ersten Blick zusätzlich belastet. Doch auch wenn die Zeit noch knapper wird, kann die Partnerschaft reicher werden. Aber dazu und um Problemen vorzubeugen, muss man im Gespräch bleiben, Erwartungen und Wünsche formulieren und diskutieren. Gefühle der Unzufriedenheit oder der Überforderung sollten Sie frühzeitig besprechen und gemeinsam nach Auswegen und Freiräumen für die Partnerschaft suchen.

Tipps für die Partnerschaft

- Sprechen Sie darüber, wie Sie das Familienleben momentan empfinden.
- Kommt jeder zu seinem Recht?
- Haben Sie gemeinsam genügend Freiräume?
- Was würde sich jeder Partner noch wünschen?
- Sind Sie mit der Aufgabenverteilung, der Rollenteilung zufrieden?
- Welchen Platz nimmt Ihr Erstgeborenes in der Familie ein?
- Was wird sich verändern, wenn das zweite Kind da ist?
- Wie wollen Sie darauf reagieren?
- Wie können Sie sich Entlastung verschaffen?

Die Reaktionen der Umwelt

Eine Familie lebt nicht für sich allein. Sie ist in ein soziales Umfeld eingebettet; Großeltern, Familienangehörige und Freunde spielen gerade für Mütter eine wichtige Rolle, da sie soziale Kontakte und Entlastung verschaffen. Keiner ist völlig immun dagegen, wie die Umgebung auf die neue Schwangerschaft reagiert. Und wohl jeder im Umfeld wird sich dazu äußern. Dabei können die Reaktionen ganz unterschiedlich sein. Sie hängen auch davon ab, in welchem Freundeskreis man lebt, ob man das Leben mit einem Kind »locker« bewältigt und ob das Geschwisterkind in einem »klassischen« Altersabstand kommt. Freudig reagieren häufig Bekannte, die ebenfalls mehrere Kinder haben. Erst jetzt, so kann es den Anschein erwecken, gehört man »richtig« dazu, wird in die eingeschworene Gemeinschaft erfahrener Eltern aufgenommen.

Eine Familie ist keine Insel – auch das Umfeld hat eine Meinung zum zweiten Kind.

Anders reagieren manchmal kinderlose Freunde oder Bekannte, bei denen es bei einem Einzelkind bleibt. Sie mögen Sie nun endgültig als interessante Partner zur Freizeitgestaltung aufgeben. Doch ist das wirklich ein Verlust?

Wenn man sehr schnell wieder schwanger wird, hört man schon mal: »Wie könnt ihr euch das schon wieder antun?«, »Wie wollt ihr das schaffen?«. Wenn man lange wartet, heißt es: »Warum tut ihr euch das nochmals an, wo ihr jetzt doch wieder Freiheiten hättet!« Und nicht wenige erzählen schreckliche Schauergeschichten von eifersüchtigen Erstgeborenen, ständig kranken Kindern …

Selbst Großeltern reagieren nicht immer nur erfreut. Vielleicht gefiel ihnen die kleine Familie, das »vernünftige«, nun schon größere Einzelkind, mit dem sie manches unternehmen konnten, und sind wenig erpicht darauf, auch noch Babysitter für einen Säugling spielen zu dürfen.

Sie tun gut daran, genau zu überlegen, wem Sie wann von Ihrer neuen Schwangerschaft erzählen. Manche Reaktionen nimmt man gelassener hin, wenn die hormonbedingte Gefühlslabilität des ersten Schwangerschaftsdrittels vorüber ist und Sie sich selbst schon richtig auf das neue Kind freuen.

Geburtsvorbereitung: eine wertvolle Zeit

Auch beim zweiten Kind sollte Zeit sein für eine intensive Vorbereitung auf die Geburt.

Auf die Geburt des ersten Kindes haben Sie sich intensiv vorbereitet, einen Geburtsvorbereitungs- und oft auch noch einen Elternkurs besucht – dafür scheint beim zweiten Kind keine Zeit zu sein. Doch auch wenn Sie Ihr zweites Kind erwarten, sollten Sie an einem Kurs teilnehmen – Sie werden überrascht sein, wie schnell Einzelheiten über Geburt und Atemtechniken in Vergessenheit geraten. Außerdem gibt es ständig neue Entwicklungen hinsichtlich der Abläufe im Krankenhaus sowie der Schmerzlinderung, sodass sich auch im selben Krankenhaus innerhalb weniger Jahre einiges verändert haben kann.

Warum ein Geburtsvorbereitungkurs so wichtig ist

- Oft tut es gut, sich nochmals intensiv mit dem eigenen Körper und den Anforderungen, die die Geburt an ihn stellt, zu beschäftigen, besonders wenn die erste Geburt nicht einfach war.
- Wenn Sie einen speziellen Kurs für Mütter besuchen, die bereits ein Kind geboren haben, lernen Sie Frauen kennen, die in der gleichen Situation sind wie Sie. Daraus können sich wertvolle Kontakte ergeben.
- Spezielle Übungen für Zweitgebärende lehren Sie, wie Sie den Alltag rückenschonend bewältigen können.
- Nicht jede Schwangerschaft und jede Geburt verlaufen gleich. Vielleicht treten dieses Mal unerwartet Umstände ein, unter denen Sie froh sind, sich nochmals intensiv mit Atem- und Entspannungstechniken auseinander gesetzt zu haben.

- Sie bekommen immer wieder neue Tipps und können von den Erfahrungen anderer Mütter profitieren. Jede Hebamme hat ihre eigenen »Patentrezepte«, die vielleicht bei der nächsten Geburt nützlich sein können.
- Vielleicht wollen Sie dieses Mal ja einen Kurs mit einem speziellen Schwerpunkt besuchen, z. B. Yoga oder Bauchtanz.

Auszeiten sind besonders in der zweiten Schwangerschaft wichtig.

Aber der wichtigste Grund, auch beim zweiten Kind einen Geburtsvorbereitungskurs zu besuchen: Eine regelmäßige Auszeit, in der Sie sich ganz auf Ihr neues Kind einlassen können, tut allen gut – auch Ihrem Erstgeborenen, das dabei lernt, dass jeder seine Bedürfnisse hat, die berücksichtigt werden müssen.
Welche Form der Geburtsvorbereitung Sie wählen, steht Ihnen ganz frei. Grundsätzlich sollte ein Kurs jedoch immer folgende Bereiche umfassen:

- Informationen über Schwangerschaft, Geburt und Wochenbett,
- Entspannungs-, Bewegungs- und Atemübungen,
- Informationsaustausch und Möglichkeit zum Gespräch.

Allein oder mit Partner?

Ob Ihr Partner am Kurs teilnimmt, müssen Sie ebenfalls selbst bzw. gemeinsam entscheiden. Keinesfalls sollte man den Partner zum Mitmachen überreden. Oft werden Kurse für Zweitgebärende nur von den Müttern besucht, da der Vater als Babysitter gebraucht wird. Diese Zweisamkeit von Vater und Kind kann für beide eine gute Vorbereitung für die Zeit nach der Geburt sein, wenn diese Koalition mit Sicherheit wichtig wird. Andererseits ist es schade, wenn dadurch die Zweisamkeit von Mutter und Vater in der Vorbereitung auf das neue Baby in den Hintergrund tritt. Überlegen Sie gemeinsam, welche Formen der Geburtsvorbereitung in Ihrer Familie möglich sind und was sich jedes Familienmitglied dabei wünscht.

Tun Sie etwas für sich selbst – und damit auch für Ihre Familie:

- Schaffen Sie sich Inseln im Alltag: Ziehen Sie sich regelmäßig für eine halbe Stunde zurück, um sich ganz zu entspannen.
- Kennen Sie Visualisierung? Entspannen Sie sich, schließen Sie die Augen und lassen Sie vor Ihrem inneren Auge das Bild einer Lieblingslandschaft oder einer angenehmen Situation entstehen. Oder denken Sie an das Kind in Ihrem Bauch.
- Besinnen Sie sich regelmäßig. Halten Sie inne, wenn es hektisch wird, atmen Sie tief durch und fragen Sie sich, wie Sie die Situation lösen können.
- Entspannungsbäder oder eine (Rücken-)Massage sind eine Wohltat in der Schwangerschaft. Bitten Sie Ihren Partner, Sie regelmäßig zu massieren – vielleicht tut auch ihm eine Massage gut?

Wann und wie sagen wir's unserem Kind?

Alter und Entwicklungsstand des Kindes bestimmen mit, wann und wie über den Familienzuwachs berichtet wird.

Wann Sie Ihrem Kind sagen, dass es ein Geschwisterchen bekommt, hängt vor allem von seinem Alter ab. Je jünger das Kind ist, desto später werden Sie ihm davon erzählen, da das Zeitgefühl bei Kleinkindern wenig ausgeprägt ist. Sie können nicht nachvollziehen, was es bedeutet, dass die Schwangerschaft noch sechs Monate andauert, bevor sie das »Ergebnis« sehen können. Bedenken Sie außerdem, dass Kinder Informationen aufnehmen und sie anschließend in ihrem eigenen Tempo verarbeiten. Seien Sie also nicht überrascht, wenn Ihr Kind sich beim ersten Gespräch über den Familienzuwachs völlig desinteressiert verhält und keine Lust hat, über das Thema

Geschwisterkind zu reden. Genauso wenig sollten Sie überrascht sein, wenn es am nächsten Tag oder in der nächsten Woche scheinbar ohne Anlass plötzlich auf das Thema »Baby« zurückkommt.

Das Kind sollte unbedingt von den Eltern und nicht über Dritte vom Geschwisterchen erfahren.

Auf jeden Fall sollten Sie Ihr Kind »einweihen«, wenn man Ihnen die Schwangerschaft deutlich ansieht und sobald Sie es auch anderen Menschen erzählen. Denn keinesfalls sollte ein Kind über Dritte erfahren, dass es ein Geschwisterchen bekommt, denn sonst fühlt es sich hintergangen und ausgeschlossen. Kein guter Start für die Geschwisterbeziehung!

Auch wenn Sie von Anfang an unter starken Beschwerden leiden oder sich häufig ausruhen müssen, ist es ratsam, dem Kind zu sagen, dass Sie ein Baby erwarten, da ein Kind sensibel auf Veränderungen der Befindlichkeit der Mutter reagiert und vielleicht Angst bekommt, die Mutter sei krank, oder gar meint, es sei die Ursache für das veränderte Verhalten der Mutter.

Bei einem älteren Kind ist es von Vorteil, wenn beide Eltern gemeinsam vom erwarteten Familienzuwachs berichten, z. B. bei einem gemütlichen Essen.

Einem kleineren Kind können Sie davon erzählen, wenn Sie sich gemeinsam aufs Sofa kuscheln und es dabei Ihren Bauch fühlen lassen. So kann es die Neuigkeit in vertrauter Nähe aufnehmen und erleben.

Fühlen und hören

Kleine Kinder können noch keine abstrakten Vorstellungen erfassen – und das nicht sichtbare Baby, das irgendwann kommen soll, ist für das Erstgeborene sehr abstrakt. Lassen Sie es anfangs am besten ganz konkret das Baby erfahren: Es kann mit den Händen fühlen, wie Ihr Bauch wächst. Wenn es das Ohr an den Bauch legt, kann es Geräusche im Bauch hören.

Um dem Kind zu vermitteln, wann das Geschwisterkind kommt, kann man die Dauer der Schwangerschaft mit Hilfe für das Kind wichtiger Ereignisse strukturieren: Erst hast du Geburtstag, dann ist Weihnachten, danach Fasching und wenn Ostern ist, dann kommt auch bald unser Baby.

Altersgemäß erklären

Bis zur Ankunft des Geschwisterchens ist viel Zeit, das ältere Kind auf das Baby vorzubereiten.

Bei kleinen Kindern muss man nicht viel erzählen. Einfache Erklärungen genügen. Wenn sie mehr wissen wollen, fragen sie nach. Etwa ab dem vierten Geburtstag haben Kinder schon ein recht gutes Zeitgefühl. Sie nehmen regen Anteil an der Schwangerschaft und sind sehr an Details interessiert. Im Kindergarten erzählen sie davon und tauschen sich aus. Alle Fragen Ihres Kindes sollten Sie offen und konkret beantworten. Sehr hilfreich sind Bilder- und Vorlesebücher, die das Ereignis »Schwangerschaft« in der Familie darstellen und den gesamten Verlauf anschaulich illustrieren.

Seien Sie aber nicht enttäuscht, wenn Ihr Kind zurückhaltend reagiert und sich wenig um das Ereignis schert. Vertiefen Sie das Thema in diesem Fall nicht weiter, warten Sie, bis das Kind von selbst wieder darauf zu sprechen kommt.

Keinesfalls darf Baby Nummer zwei die nächsten Monate das vorrangige Gesprächsthema sein. Jetzt ist die Zeit, in der das große Kind nochmals zu seinem Recht kommt, und Ihre Bemühungen sollten dahin gehen, es in nächster Zeit in seiner Selbstständigkeit zu fördern und ihm dabei gleichzeitig die Sicherheit einer verlässlichen Beziehung zu geben und Interesse an seinen Fortschritten und Gedanken zu zeigen.

Was tun, wenn das Kind ablehnend reagiert?

Wenn Ihr Kind mit großer Ablehnung reagiert, sollten Sie nachforschen, welche Ursachen dies hat. Hat Ihr Kind eine ihm unverständliche Bemerkung von Ihnen oder Ihrem Partner aufgeschnappt? Hat es im Fernsehen etwas Problematisches zu

diesem Thema gesehen? Hat gerade ein Freund ein Geschwisterchen bekommen und ist darüber alles andere als glücklich oder vielleicht sogar sehr aggressiv?
Manchmal besteht schon in der Schwangerschaft eine so große Eifersucht des älteren Kindes, dass es die Mutter ablehnt und sich stärker dem Vater zuwendet, gleichsam eine Art Verrat der Mutter empfindet, was sich sogar in Aggressionen der Mutter gegenüber äußern kann.
Unbewussten Ängsten, die hinter einer solch krassen Ablehnung stehen können, sollten Sie durch behutsames Nachforschen und sensibles Eingehen auf das Kind auf die Spur kommen, um Ihrem Kind die Sicherheit und das Vertrauen geben zu können, dass seine Stellung in der Familie und die Liebe, die Sie für es empfinden, durch den Familienzuwachs nicht gefährdet sind.

Was passiert in Mutters Bauch?

Die zweite Schwangerschaft der Mutter bietet eine ideale Gelegenheit, das erste Kind über die Vorgänge bei Zeugung und Geburt aufzuklären – natürlich altersgemäß und in einfacher Weise. Ein »zu früh« gibt es dabei nicht, denn was ein Kind nicht versteht, vergisst es einfach wieder oder es fragt später nochmals nach. Auch hier sind Bilderbücher, die das Thema altersgerecht und in sehr einfühlsamer Weise behandeln, sehr hilfreich.

Die Themen Zeugung und Geburt können dem Kind anschaulich und kindgerecht vermittelt werden.

Ältere Kinder, die durchaus schon wissen, wo die Babys herkommen, haben zuvor vielleicht selbst schon ihre Wünsche, ein Geschwisterchen zu bekommen, angemeldet und die Eltern manchmal gar heftig bedrängt.
Wenn Eltern in diesem Fall offen mit ihren Kinder reden, haben sie die Chance, Kindern die Verantwortung der Familienplanung nahe zu bringen und das Thema Sexualität auf natürliche Weise »in die Familie zu holen« und damit von der rein theoretischen Form der Aufklärung zu lösen.

Als Familie die Schwangerschaft erleben

Information allein genügt nicht – das ältere Kind muss auf seine neue Rolle vorbereitet werden.

Es ist nicht damit getan, dem Kind zu sagen, dass es einen Bruder oder eine Schwester bekommt. Bereiten Sie Ihr Kind auf das neue Familienmitglied und damit auf seine neue Rolle vor, indem Sie es teilhaben lassen an der Schwangerschaft – ohne die Schwangerschaft und damit das Baby zum zentralen Dreh- und Angelpunkt der nächsten Monate zu machen. Das »neue Kind« sollte in Gedanken und in praktischen Vorbereitungen zunehmend in die Familie einbezogen werden – es wächst und es wächst in die Familie hinein –, ohne dass bestehende Familienrituale völlig vernachlässigt oder außer Kraft gesetzt werden. So kann sich Ihr Kind allmählich an die Situation gewöhnen und sich mit seiner neuen Rolle als Geschwisterkind anfreunden.

In dieser Übergangsphase sind auch Kleinigkeiten wichtig: Wenn Eltern von Anfang an ankündigen, dass »wir« ein Baby bekommen, statt mitzuteilen »Mami bekommt ein Baby«, wird die Familienbeziehung gestärkt. Denn die »Wir«-Perspektive verhindert, dass die Ankunft des Geschwisterkindes vom ersten Kind als »Verlust der Mutter« empfunden wird.

Kontinuität und eigene Bereiche schaffen

Die Veränderungen bewältigt das ältere Kind leichter, wenn sein normaler Tagesablauf beibehalten wird.

Das große Kind braucht angesichts der enormen Veränderungen, die auf es zukommen, zuallererst Kontinuität. Im Alltag sollte es – bei allen Vorbereitungen – in seinen eigenen Bereichen einen normalen Tagesablauf erleben. Behalten Sie Gewohnheiten und Rituale möglichst bei. Die Weichenstellung für das Baby vollzieht sich jetzt nur durch kleine Veränderungen im Umfeld des Kindes.

Planen Sie anstehende Veränderungen für das Kind im Voraus. Ist es schon im Kindergarten? Oder steht der Kindergarteneintritt bald an? Dann sollten Sie ihn möglichst noch in die Frühschwangerschaft legen und nicht gerade kurz vor oder nach der Geburt des Babys. So haben Sie Zeit, Ihrem Kind zur Seite zu stehen. Es kann sich langsam eingewöhnen und in diesen eigenen Lebensbereich hineinwachsen, ohne das Gefühl zu haben, »abgeschoben« zu werden.

Neue Beziehungen knüpfen

In der zweiten Schwangerschaft entsteht häufig eine engere Beziehung des Kindes zum Vater, der öfter allein etwas mit dem Kind unternimmt, um der Mutter Freiräume und Auszeiten zu ermöglichen. Daneben kann man vielleicht den Kontakt zu den Großeltern stärken. Für Kind und Großeltern kann diese Beziehung zu einer wertvollen Bereicherung werden.
Suchen Sie außerdem den Kontakt zu Familien, die ein Baby haben. So kann sich Ihr Kind besser vorstellen, wie sich das Leben mit einem Baby gestaltet, welche Bedürfnisse ein Baby hat und was das Baby für sein eigenes Leben bedeutet. Besonders interessant ist es, wenn dabei neben einem Baby auch größere Geschwister vorhanden sind. Von ihnen kann sich das eigene Kind einiges »abgucken«, es lernt die Rolle des älteren Geschwisterkindes kennen. Es sieht, dass auch andere Kinder in dieser Situation sind und dass Geschwister-Haben etwas ganz Normales ist.

Im Blick auf andere Kinder kann Ihr Kind beobachten, dass Geschwister zu haben etwas ganz Normales ist.

Keine falschen Erwartungen wecken!

Bei aller Vorfreude und getragen von dem Wunsch, dem großen Kind das Geschwisterchen »schmackhaft« zu machen: Wecken Sie keine falschen Erwartungen. Ihr Kind bekommt keinen Spielgefährten, zumindest nicht am Anfang. Machen Sie Ihrem Kind klar, wie viel Arbeit ein Baby macht, wie viel Zeit es beansprucht, welchen Raum es im Haus/in der Wohnung einnehmen wird und dass es immer wieder schreien wird.

Praktische Vorbereitungen

Wird das Kind aktiv in die Vorbereitungen einbezogen, kann es sich leichter auf die kommenden Veränderungen einstellen.

Ihr Kind hat keine Vorstellung davon, was es konkret bedeutet, ein Geschwisterchen zu bekommen. Dass sich etwas verändert, spürt es instinktiv, vor allem spürt es genau, dass die Mutter ihre »Antennen« nicht mehr ausschließlich auf es selbst ausgerichtet hat.

Wenn der Bauch der Mutter wächst, wird die Situation allmählich »fassbarer«. Dennoch kann es sich nicht vorstellen, wie das Leben mit dem Baby sein wird. Daher ist es sehr wichtig, schrittweise Vorbereitungen zu treffen, die anschaulich machen, was sich im Alltag verändern wird und welchen Raum das neue Familienmitglied einnehmen wird.

Überlegen Sie gemeinsam, was ein Baby alles braucht, welche Aufgaben seine Versorgung umfasst, und besprechen Sie, wobei sich das große Kind beteiligen könnte. Kann es z. B. dafür sorgen, dass immer frische Windeln bereitliegen? Könnte es die Decken im Bettchen oder im Kinderwagen zurechtlegen?

Mit Begeisterung wird es bestimmt Babywäsche sortieren, Spielsachen heraussuchen und manch guten Ratschlag geben. Und bestimmt auch darauf achten, dass sich die Mutter schont und nichts Ungesundes isst!

Lassen Sie Ihr Kind spüren, wie sehr Sie es brauchen, als Unterstützung bei alltäglichen Aufgaben, als Gesprächspartner bei Ihren Überlegungen zur Vorbereitung auf das Baby. Achten Sie dabei darauf, Ihr Kind nicht zu überfordern. Es darf selbst keineswegs in seinen Bedürfnissen zu kurz kommen.

> Über eine Babypuppe, mit der die Versorgung und Pflege des Babys »geübt« und vielleicht sogar eine »eigene« Schwangerschaft erlebt werden kann, freut sich Ihr Kind bestimmt.

So können Sie Ihr Kind in die praktischen Vorbereitungen für die Ankunft des neuen Familienmitglieds einbeziehen

- Welche Ausstattung braucht das Baby?
- Wie gestalten wir das Kinderzimmer?
- Wo soll der Wickelplatz sein?
- Was brauchen wir im Badezimmer?
- Ist unser Kinderwagen noch in Ordnung? Brauchen wir einen neuen Babysitz fürs Auto?
- Welche Spielsachen sind für das Baby geeignet?
- Haben wir Kuscheltiere fürs Baby?
- Was müssen wir in der Wohnung beachten?

> Es kommt darauf an, das Lebensumfeld allmählich so zu gestalten, dass das Baby später seinen Platz darin einnehmen kann, ohne alles »durcheinander« zu bringen. Behutsam und schrittweise können notwendige Umstrukturierungen vorgenommen werden.

Welchen Raum nimmt das Baby ein?

Ein kleines Baby beansprucht zunächst wenig Raum für sich – Wickelplatz, Kommode für Babykleidung, ein Platz für den Stubenwagen oder das Bettchen, viel mehr braucht es nicht. Am wichtigsten ist wohl die Frage, wo das Baby schlafen soll. Wird es das Kinderzimmer mit dem großen Kind teilen? Dann müssen Sie einfühlsam vorgehen und Ihr Erstgeborenes unbedingt in die notwendigen Veränderungen einbeziehen.
Besprechen Sie, wo das Bettchen stehen soll. Welche Schrankfächer könnte es für das Baby räumen oder wo könnte ein zusätzliches Regal aufgestellt werden?
Geben Sie Ihrem großen Kind kleine Aufgaben, lassen Sie es Entscheidungen treffen, z. B. aus seinen frühen Spielsachen die

Kleine Aufgaben und selbstständige Entscheidungen wecken das Verantwortungsbewusstsein Ihres Kindes.

Dinge heraussuchen, mit denen das Baby später spielen darf. Wecken Sie dabei sein Verantwortungsbewusstsein, indem Sie ihm verständlich machen, dass viele Dinge, z. B. kleine Legosteine, für das Baby gefährlich sind, weil es an ihnen ersticken könnte.
Besprechen Sie bei dieser Gelegenheit auch, dass das Baby nachts immer wieder schreien wird und die anderen Familienmitglieder in ihrem Schlaf gestört werden. Suchen Sie nach Auswegen; bieten Sie z. B. an, dass das Baby in den ersten Wochen auch im Elternschlafzimmer schlafen kann.

Wenn der Geburtstermin naht

Während Ihrer Abwesenheit braucht Ihr älteres Kind zuverlässige Unterstützung und Betreuung.

Sehr wichtig ist es, dass Sie Ihr Kind, egal wie alt es ist, rechtzeitig auf Ihren Krankenhausaufenthalt vorbereiten und eine zuverlässige Betreuung organisieren. Das Kind wird sich sicher fühlen, wenn es weiß, wer sich während der Abwesenheit der Mutter bzw. der Eltern um es kümmern wird, und wie die Zeit während des Krankenhausaufenthalts der Mutter gestaltet wird.
Besuchen Sie mit Ihrem Kind das Krankenhaus oder das Geburtshaus, wo das Baby zur Welt kommen wird und wo es evtl. auch selbst geboren worden ist. Erklären Sie ihm dabei, dass die Geburt eines Babys nichts Gefährliches oder Schlimmes ist und nichts mit einer Krankheit zu tun hat.
Erklären Sie Ihrem Kind, wer sich um es kümmern wird, wenn die Geburt bevorsteht. Natürlich sollte es eine ihm vertraute Person sein. Erklären Sie ihm, was es in dieser Zeit alles machen wird, wie lange Sie voraussichtlich weg sein werden und dass es Sie natürlich im Krankenhaus bzw. Geburtshaus besuchen kann.
Planen Sie auch die Zeit nach der Geburt und organisieren Sie Unterstützung und Betreuung für Ihr Kind. Wer kocht? Wer wäscht? Wer geht einkaufen? Wichtig ist, dass regelmäßige Termine des Kindes, wie Spiel- oder Turngruppe, möglichst beibehalten werden

Das Geschwisterkind ist da!

Die ganze Familie ist gut vorbereitet – und doch wird manches ganz anders sein und viel Flexibilität ist erforderlich. Das Baby muss versorgt werden, gleichzeitig darf das große Kind mit seinen Bedürfnissen nicht vernachlässigt werden. Die Familienkonstellation verändert sich, jeder muss sich in die neue Situation hineinfinden. Ihr großes Kind, das vielleicht eigentlich noch klein ist, kann heftig auf die Veränderungen reagieren – da ist es sehr hilfreich, wenn man sich von vornherein auf etliche Turbulenzen einstellt.

Die Geburt und die ersten Wochen

Sie haben Ihr zweites Kind zur Welt gebracht. Vielleicht haben Sie ambulant entbunden und sind schon am Tag der Geburt wieder nach Hause zurückgekehrt, oder Sie bleiben noch ein paar Tage im Krankenhaus.

Vieles ist anders, ja einfacher, als nach der Geburt des ersten Kindes. Sie selber haben die Geburt dieses Mal vielleicht bewusster erlebt. Sie sind auch schneller wieder »auf den Beinen« und wickeln Ihr Baby schon in der ersten Nacht selber. Das Stillen spielt sich problemloser ein, Sie gehen mit größerer Sicherheit und einer gewissen Selbstverständlichkeit mit dem neuen Baby um – auch wenn Sie ebenso fasziniert sind von dem Wunder, einen kleinen Menschen zur Welt gebracht zu haben, wie bei der ersten Geburt. Insgesamt begegnen Sie der neuen Situation gelassener, kleine Auffälligkeiten bringen Sie nicht sofort aus der Fassung.

Sie spüren sofort, dass Sie auch dieses Kind ebenso intensiv lieben werden wie Ihr erstes Kind – auch wenn Sie sich deswegen in der Schwangerschaft manche Gedanken gemacht haben und meinten, da sei gar kein Platz für eine weitere Liebe. Nehmen Sie sich gleichwohl Zeit für die Erholung. Das Wochenbett steht Ihnen zu. Lassen Sie sich umsorgen und verwöhnen und nutzen Sie jede Möglichkeit, sich auf Ihre beiden Kinder »einzulassen«.

Der erste Besuch im Krankenhaus

Die erste Begegnung mit dem Geschwisterchen wirkt oft verunsichernd.

In den meisten Fällen bleiben Mutter und Baby nach der Entbindung noch einige Tage in der Klinik und es ist die Regel, dass das große Kind die beiden besuchen kommt und dabei das Geschwisterchen das erste Mal sieht. Die Bedingungen für diese erste Begegnung sind im Krankenhaus nicht gerade ideal. Die Umgebung ist fremd und etwas unheimlich, die Atmosphäre seltsam, im Zimmer befinden sich meist noch fremde Personen, die Mutter liegt im Bett (ist sie denn krank?), die Eltern sind irgendwie unsicher – das alles wirkt auf ein Kind sehr einschüchternd. Es drückt sich an den Vater, schaut vorsichtig umher, vergewissert sich erst einmal aus der Ferne, wie die Mutter reagiert, riskiert einen kurzen Blick auf dieses kleine Bündel und würde dann am liebsten gleich wieder gehen. Das ist normal, daraus sollte man kein Thema machen und die Geduld des Kindes nicht überstrapazieren. Das Baby kennen lernen und eine Beziehung herstellen – dazu hat es noch die ganze Kindheit hindurch Zeit. Auf dem Heimweg sollte sich der Vater oder die anderen Begleitpersonen wieder ganz dem Kind zuwenden und nicht nur das Baby in den Mittelpunkt der Gespräche stellen.

Es besteht kein Grund zur Sorge, wenn ein Kind sein Geschwisterchen nicht überschwänglich begrüßt.

Wie Kinder auf Unbekanntes reagieren
Kinder reagieren auf Unbekanntes meist mit Zurückhaltung und Schüchternheit. Und die Situation mit dem neuen Geschwisterkind ist fremd und einschüchternd. Lassen Sie Ihrem Kind Zeit und drängen Sie es nicht.

Wenn Mutter und Baby nach Hause kommen

Da haben Sie sich so viele Gedanken darüber gemacht, wie Sie Ihr großes Kind ansprechen und es einbeziehen, wenn Sie mit dem Baby nach Hause kommen, und nun schenkt es Ihnen kaum einen Blick, sondern baut intensiv an seiner Rennbahn weiter …

Es ist völlig normal, dass das große Kind auf die Rückkehr der Mutter weder erfreut noch erleichtert reagiert und sie erst einmal ignoriert. Es kann gut sein, dass es sich zunächst im Hintergrund hält und das Geschehen unauffällig beobachtet. Was tut die Mutter? Welchen Platz nimmt das Baby ein? Wie verhält sich der Vater? Das Kind registriert und ordnet die Veränderungen seiner Welt. Hat es da noch einen Platz? Wie kann (muss) es sich zur Geltung bringen?

Es kann aber auch sein, dass es sich sofort überschwänglich einbringt und sich intensiv um das Kleine bemüht. Bei größeren Kindern kann dieses Verhalten einem echten Empfinden der Fürsorge entspringen. Das Kind kennt seine Stellung, ist schon selbstsicher und fühlt sich selber weniger bedroht. Es kann sich »kümmern«. Bei kleineren Kindern kann solch intensive Zuwendung aber auch aus dem Wunsch heraus erfolgen, den Eltern zu gefallen. Die Kinder verhalten sich angepasst, aus Angst, sie könnten sonst die elterliche Liebe verlieren. Negative Gefühle werden unterdrückt. Achten Sie sorgsam darauf, dass Ihr Kind sich nicht selbst zu sehr zurückstellt – denn unterdrückte Gefühle können später umso stärker zu Tage treten.

Auf die anfängliche Unsicherheit kann auch große Unruhe folgen, das Kind beschäftigt sich nicht mehr wie früher selbst, sondern will ständig bei der Mutter sein und folgt ihr auf Schritt und Tritt. Lassen Sie es zu, wimmeln Sie Ihr Kind nicht ab, sondern geben Sie ihm Zeit, bis es wieder Sicherheit gewonnen hat.

Wie verhalten sich Familie, Verwandte und Freunde?

Die ersten Besucher sollten auch dem älteren Kind Aufmerksamkeit schenken.

Wie schnell das Erstgeborene wieder Sicherheit findet und damit zur Ruhe kommt, hängt auch vom Verhalten der Besucher ab.

Haben sie nur Augen für das Baby? Fühlt sich das große Kind auch hier verdrängt und »abgemeldet«? Oder gibt es Verwandte und Freunde, die ihm den ersten Blick, das erste Gespräch widmen? Hat es bei den Großeltern noch die gleiche Stellung wie früher?

Und ein Geschenk, das ist heute allgemein bekannt, sollte bitte nicht nur für das Baby, sondern auch für das größere Kind mitgebracht werden. Und natürlich gehört es auch mit auf das Foto, das von Besuchern gemacht wird.

Das ältere Kind einbeziehen

Beziehen Sie Ihr älteres Kind von Anfang an aktiv in die Babypflege ein. Lassen Sie es spüren, wie hilfreich seine Handreichungen sind und bauen Sie damit sein Verantwortungsgefühl auf. Von Anfang an wächst so ein Gemeinschafts-, ein Familiengefühl. So schwierig ist das nicht, da die Versorgung eines Babys für Sie als Mutter bzw. als Eltern keine unbekannte, große Herausforderung mehr bedeutet. Das Baby braucht zwar Zuwendung und die Versorgung kostet Zeit, dies erfordert aber nicht immer höchste Konzentration. Da ist Kapazität frei, die Sie für die Einbeziehung des großen Kindes nutzen können.

Wird das ältere Kind an der Babypflege beteiligt, kann das Wir-Gefühl wachsen.

Wie Sie Ihrem großen Kind die Umstellung erleichtern können

- Halten Sie möglichst Gewohnheiten und Rituale bei. Besonders wichtig ist das gewohnte Einschlafritual oder regelmäßige Vorlese- und Kuschelzeiten.
- Wenn Fixpunkte im Alltag nicht mehr beibehalten werden können, z. B. das pünktliche Mittagessen, sprechen Sie mit Ihrem Kind darüber und versuchen Sie, ihm stattdessen wenigstens etwas Aufmerksamkeit zu schenken – dann schmeckt ein belegtes Brot statt einer aufwändig gekochten Mahlzeit genauso gut.
- Vor allem Termine außer Haus sollten möglichst beibehalten werden, z. B. die Spiel- oder Turngruppe.
- Wenn das große Kind mal ein paar Tage vom Kindergarten zu Hause bleiben will, um nichts zu versäumen und zu sehen, was da tagsüber abläuft, geben Sie seinem Wunsch nach, auch wenn es für Sie anstrengend ist. Das Kind soll nicht den Eindruck bekommen, dass man es loswerden will, um sich ganz und gar um das Kleine kümmern zu können.
- Hüten Sie sich vor ständigen Ermahnungen. Trauen Sie dem Großen den Umgang mit dem Kleinen zu. Natürlich halten Sie zunächst ein wachsames Auge auf die beiden. Ein An-

näherungsverbot und ständige Ermahnungen sind keine gute Basis für ein verantwortungsbewusstes Geschwisterverhältnis, wie Sie es sich zukünftig wünschen.

- Überfordern Sie Ihr großes Kind auf keinen Fall mit Hilfsdiensten: »Hol doch bitte mal schnell«, »Würdest du der Mami …« – wenn das Kind hilft, ist es prima, aber es ist kein Laufbursche.

Reaktionen des Erstgeborenen

Die Welt des großen Kindes ist aus den Fugen geraten.

Versetzen Sie sich einmal in die Situation Ihres erstgeborenen Kindes: Da stand man nun mehrere Jahre im Zentrum der Aufmerksamkeit – der Eltern, Großeltern, Verwandten und Freunde – und plötzlich schauen alle erst einmal an einem vorbei und brechen angesichts dieses winzigen Wesens, das brüllt und mit dem man nichts anfangen kann, in Entzücken aus! Und die Eltern haben sowieso keine Zeit mehr, mit einem zu spielen oder vorzulesen oder einfach gemütlich zu kuscheln. Darüber soll man sich auch noch freuen?
So etwa stellt sich die Situation für ein Kind dar, das plötzlich »große Schwester« oder »großer Bruder« geworden ist. Dass diese Umstellung nicht immer problemlos klappt und ohne Folgen bleibt, ist nicht verwunderlich.

Jedes Kind reagiert anders – welche Faktoren bestimmen das Verhalten?

Die Verhaltensweisen und die Intensität der Reaktionen eines Kindes auf den Neuankömmling können sehr unterschiedlich sein und hängen von mehreren Faktoren ab:

- dem Alter und dem Entwicklungsstand des Kindes,
- dem Geschlecht des Kindes,
- seinem Temperament,
- der Beziehung und dem Vertrauensverhältnis zu den Eltern.

Eifersucht

Jedes Kind hat mit zunehmendem Alter bestimmte Entwicklungsaufgaben zu bewältigen. So entwickeln sich Schritt für Schritt seine Persönlichkeit und seine Selbstständigkeit. Zwar können bereits Säuglinge Beziehungen zu mehreren Personen aufbauen, die intensivste Bindung ist aber bis ins zweite Lebensjahr normalerweise die Beziehung zur Mutter. Diese Mutter-Kind-Dyade kann mehr oder weniger intensiv sein, je nachdem ob Vater, Großeltern oder andere Personen zum familiären Kreis der Bezugspersonen gehören. Eifersüchtige Reaktionen auf ein Geschwisterchen sind in einem Alter und in einer Situation, in der ein Kind ausschließlich in der häuslichen Umgebung und ganz auf die Mutter bezogen lebt, sehr wahrscheinlich. Wenn das Kind etwas älter ist und sich bereits eigene Lebensbereiche und eine gewisse Selbstständigkeit erobert hat, wenn es z. B. bereits in den Kindergarten geht, hat es gelernt, sich abzugrenzen, es ist selbstbewusster und empfindet die Ankunft des Geschwisterkindes nicht als existenzielle Bedrohung seiner einzigen und intensivsten Bindung zu der Mutter.

Stress

Mit der Geburt eines Geschwisterchens beginnt für das ältere Kind eine Phase der Neuorientierung.

Für jedes Kind beginnt mit der Geburt eines Geschwisterchens und der damit einhergehenden Veränderung seiner Rolle in der Familie eine Phase der Neuorientierung. Kinder fordern und brauchen Dauerhaftigkeit und Vorhersagbarkeit ihrer Beziehungen. Verändern sich bisher stabile Beziehungen, so bedeutet das zunächst: Stress. In der Psychologie wird eine solche Situation als »Krise« bezeichnet, da die bisher als Mittelpunkt der Welt, als unveränderliches Fixum erlebte Familiensituation aus dem Gleichgewicht gerät. Im Laufe der Zeit kann sich die Geburt eines Geschwisterkindes dann als entwicklungsanregend erweisen, wenn das Kind in der neuen Situation plötzlich neue Gestaltungs- und Handlungsmöglichkeiten entdeckt, wenn es erkennt, dass es Vorteile hat, eine kleine Schwester oder einen kleinen Bruder zu haben. Doch in der ersten Zeit nimmt das Kind nur wahr, wie die bisher als stabil erlebte Familiensituation aus dem Gleichgewicht gerät und emotionale Sicherheiten bedroht werden.

Wann treten erste Reaktionen auf

Eifersucht ist die Triebfeder für heftige Reaktionen nach der Geburt eines Geschwisterchens

Es ist durchaus verständlich, wenn ein Kind auf die veränderte Situation reagiert. Eifersucht ist dabei, wie oben bereits erwähnt, die zentrale Triebfeder. Solche Reaktionen können sofort nach der Geburt bzw. beim ersten Kontakt mit dem Baby auftreten, sie können sich aber auch erst nach einigen Wochen äußern oder phasenweise auftreten.
Manchmal kommt es zur Ablehnung der Mutter und der verstärkten Hinwendung zum Vater. Manchmal reagiert ein Kind auch mit Krankheit auf die Geburt eines Geschwisterchens. Typisch ist z. B. ein Krankheitsschub bei einem Allergikerkind (z. B. bei Neurodermitis). Auch andere psychosomatisch bedingte Erkrankungen werden nach der Geburt eines Geschwisterkindes immer wieder beobachtet (siehe S. 76).

Mädchen reagieren anders als Jungen

Neben dem Alter und dem Entwicklungsstand des Kindes spielt auch das Geschlecht tendenziell eine Rolle dabei, wie die Reaktionen auf das Geschwisterkind ausfallen. Häufig reagieren Jungen auf ein Geschwisterkind stärker als Mädchen. Das hängt damit zusammen, dass sich Mädchen und Jungen mit problematischen Situationen unterschiedlich auseinander setzen. Während Jungen dazu neigen, negative Gefühle wie Unbehagen und Eifersucht in (aggressiven) Reaktionen zu entladen, zeigen sich solche gleichwohl vorhandenen Gefühle bei Mädchen zunächst nicht äußerlich, sie werden angestaut und können sich in Form von autoaggressivem Verhalten gegen die eigene Person richten (siehe Seite 75).

Wesensbedingte Reaktionsweisen

Dass Ihr Kind ein ganz eigenes Temperament hat und nicht sein ganzes Verhalten nur von Ihren Erziehungsformen abhängt, haben Sie sicherlich schon festgestellt. Es gibt einfach Kinder, die lebhafter sind, heftiger reagieren und andere, die erst einmal aus dem Hintergrund beobachten, sich eher still zurückziehen. Noch viele andere Reaktionsweisen sind wesensbedingt zumindest angelegt. Auch das gilt es bei der Gewöhnung an die neue Situation – aber auch während all der Jahre des gemeinsamen Geschwisterlebens – zu berücksichtigen.

Vertrauen vermitteln

Liebevolle Zuwendung hilft dem älteren Kind, die schwierige Situation zu meistern.

Mit der Geburt des Geschwisterchens beginnt für Ihr erstes Kind eine anstrengende Phase der Neuorientierung. Besonders wichtig ist es, dass Sie seine Bedürfnisse wahrnehmen und darauf eingehen. Langes Diskutieren oder Reden ist insbesondere für jüngere Kinder nicht hilfreich. Ein Blick, eine Umarmung, Körperkontakt, der beschwichtigt oder Mut macht, gibt Ihrem Kind Sicherheit. Auf meine Eltern, das sollte das Kind spüren, kann ich mich verlassen, ihnen kann ich vertrauen, für sie bin ich wichtig. Eine gute Beziehung zu den Eltern wird nicht verhindern, dass das Kind mit ambivalenten Gefühlen zu kämpfen hat, zwischen Eifersucht und Zuneigung zum Geschwisterkind schwankt, doch es wird die »Entthronung« (siehe S. 66 ff.), die Gefühle des Verlusts, des Abgeben-Müssens weniger dramatisch erleben.

Aus der Sicht des Kindes

Es ist sehr hart, einen kleinen Bruder oder eine kleine Schwester zu bekommen. Das Teilen-Müssen, das Abgeben von Zuwendung und Aufmerksamkeit ist wohl die schwierigste Erfahrung, die ein Kind machen muss.

Im Wechselbad der Gefühle

In der Regel zeigt ein Kind in der ersten Zeit nach der Geburt des Geschwisterchens immer wieder verschiedene Reaktionen. Oft ist es lieb zu ihm, irgendwann reicht es ihm und es will das Kleine wieder loswerden, knufft es vielleicht auch mal.

Wechselhaftes Verhalten ist eine normale Reaktion auf die Geburt eines Geschwisterchens.

Plötzlich ist es scheinbar grundlos wütend, ein wenig unberechenbar, oder es gebärdet sich der Mutter gegenüber sehr heftig. Das Kind ist dabei durchaus echt, authentisch, es empfindet all diese Gefühle, die im Widerstreit miteinander liegen. Es erlebt ein wahres Durcheinander der Gefühle, die sich eben nacheinander äußern. Es kann also durchaus sein, dass das Erstgeborene innerhalb weniger Stunden von einem lieben, einfühlsamen, zärtlichen Geschwisterchen zu einem abweisenden, wütenden Aggressivling wird, der dann plötzlich zusammenbricht und in Tränen aufgelöst Zuflucht auf Mutters Schoß sucht. Auffällig ist es eher, wenn ein Kind über längere Zeit nur eine einzige Verhaltensweise zeigt, sich also z. B. nur noch zurückzieht, die Mutter völlig ignoriert oder nur noch aggressiv reagiert.

Ganz wichtig ist, dass Sie keine zu hohen Erwartungen an Ihr Kind stellen. Auch wenn Sie meinten, es sei doch schon sehr vernünftig und es vielleicht auch verbal sehr gewandt ist, kann es höchst widersprüchlich reagieren.

Ambivalenz

Das Kind empfindet ambivalent – eine sehr neue Erfahrung. Es spürt, dass die negativen Gefühle nicht in Ordnung sind, es will das Kleine ja auch lieb haben. Doch irgendetwas steigt immer wieder in ihm hoch. Ein wichtiger Schritt in der Persönlichkeitsentwicklung wird jetzt von ihm gefordert: Es muss allmählich lernen, unbewusste Gefühle zu kontrollieren und konstruktiv auszudrücken.

Klammern

Vor allem jüngere Erstgeborene werden oft besonders anhänglich an die Mutter, vor allem, wenn sie einige Tage im Krankenhaus war. Die sichere Bindung wurde plötzlich zerrissen, die Mutter war auf einmal weg. Das Kind lässt sie nun nicht mehr aus den Augen, es folgt ihr auf Schritt und Tritt. Es braucht Zeit, um wieder eine sichere Bindung aufzubauen und darauf zu vertrauen, dass die Mutter immer wieder kommen wird, auch wenn sie sich kurze Zeit entfernt.

In den Mittelpunkt drängen

Andere Kinder versuchen Aufmerksamkeit auf sich zu lenken, indem sie Unsinn machen, z. B. Blumenerde verteilen, Sachen verstecken, in der Küche Unordnung machen ... Wenn ein Kind sich so verhält, müssen die Eltern reagieren, es muss beachtet werden. Ähnlich ist es auch, wenn das Kind sich immer in den Mittelpunkt drängt, wenn Besuch da ist, dazwischenredet, dem Besuch ständig etwas Neues zum Anschauen bringt ... trotz elterlicher Ermahnungen. Das Kind will beachtet werden. Lassen Sie sich nicht in das Spiel verwickeln, sondern binden Sie das Kind in Ihre Unterhaltung, in Ihr Tun ein. Übertragen Sie ihm kleine Aufgaben und loben Sie es dafür. Wenn Besuch kommt, lassen Sie zunächst bewusst das Kind zu Wort kommen, von seinem Alltag erzählen – und vielleicht macht der Besucher ja auch erst mal ein Spiel mit ihm allein?

Auf heftige Äußerungen des Kindes können Eltern leichter reagieren als auf versteckte Reaktionen.

»Weg mit dem Baby«

Auch wenn manche sehr pragmatischen Vorschläge des Kindes die Eltern erst mal sprachlos machen, so haben sie doch den Vorteil, dass das Kind sein Empfinden offen äußert: Wenn es allen Ernstes fordert, das Baby doch in den Mülleimer zu werfen oder wieder in Mutters Bauch zu stecken ...
Darauf lässt sich zumindest besser reagieren, als wenn sich das Kind heimlich wehrt und das Baby z. B. einfach mal in einem

unbeobachteten Augenblick zwickt, auch um zu sehen, was dann passiert …

Wenn das ältere Kind immer wieder darauf zu sprechen kommt, das Baby weg- oder zurückzugeben, dann sollten Sie auf dieses Thema eingehen und es nicht einfach übergehen. Es ist für das Kind besser, seine Gefühle auszudrücken, als sie wegzudrängen. Im Gespräch können Sie gemeinsam herausfinden, warum es sich so gestört oder bedroht fühlt. Durch einfache Gesten können Sie dabei viel bewirken. Nehmen Sie Ihr Kind in den Arm, sagen Sie ihm z. B.: »Ich kann Lena doch nicht einfach zurückgeben. Wer soll sich denn um sie kümmern. Und außerdem habe ich sie doch genauso lieb wie dich. Und dich würde ich doch auch nie wieder hergeben!«

Wieder klein sein

Wieder Baby sein! Für das ältere Kind ist das entlastend.

Da hat man das Kind sorgsam auf das Baby vorbereitet, ihm verständlich gemacht, welche Vorteile es hat, schon »groß« zu sein, man appelliert an sein Verständnis und spornt es an, »vernünftig« zu sein – und dann spielt das Große einfach wieder Baby! Nehmen Sie es gelassen hin. Ihr älteres Kind hat auch ein Recht darauf, klein zu sein! Schließlich führt ihm das Geschwisterchen nun ständig deutlich vor Augen, welche Vorteile das Baby-Sein hat und welche Zuwendung und Aufmerksamkeit einem dadurch sicher ist. Verlangen Sie daher nicht, dass es vernünftig, einsichtig und selbstständig ist (siehe auch S. 54 ff.). Das Kind lebt im Durcheinander der Gefühle (siehe oben), es erlebt bisher unbekannte Aufwallungen und Reaktionen. Manchmal ist es dann am einfachsten, sich fallen zu lassen, zurückzugehen in alte Verhaltensweisen und selbst wieder Baby zu sein. Dann kann man erst einmal auftanken und muss sich nicht weiter mit der Situation und den eigenen Gefühlen und den Ansprüchen der Eltern auseinander setzen. Dies Verhalten wird als Regression bezeichnet und braucht Sie nicht zu beunruhigen, denn es ist völlig normal (siehe S. 72 f.).

Wut auf die Mutter – die Eltern

Die Verunsicherung Ihres Kindes kann sich auch in Ablehnung, ja Wut gegenüber der Mutter oder beiden Elternteilen äußern. Schließlich haben sie dem Kind die ganze Sache ja eingebrockt. Vor allem bei Klein- und Kindergartenkindern ist eine solche Reaktion immer wieder einmal zu beobachten. Wenn die Eltern noch ein Kind haben wollten, heißt das ja, dass ihnen das große Kind nicht genügt. Das Kind selber braucht aber die Eltern so dringend und wird von ihnen offenbar weniger geliebt. Die Ablehnung, ja Aggression, meist der Mutter gegenüber, kann ziemlich heftig sein. Bleiben Sie Ihrem Kind trotzdem liebevoll zugewandt und jederzeit bereit, es wieder aufzunehmen.

Bleiben Sie dem Kind zugewandt, auch wenn es sich ablehnend und aggressiv verhält.

Tipps zum Umgang mit negativen Reaktionen des großen Kindes

- Bleiben Sie gelassen, freundlich, aber bestimmt. Lassen Sie sich nicht zu Gefühlsausbrüchen oder Entsetzen (»Wie kannst du nur …«) hinreißen.
- Strafen sind völlig fehl am Platze. Denn das Kind handelt aus Eifersucht, nicht aus bösem Willen. Wird es bestraft, erfährt es erneut eine Zurückweisung und bekommt noch stärker das Gefühl, dass die Eltern nur noch das Baby lieben.
- Zeigen Sie Ihrem Kind, dass Sie auch negative Gefühle dem Geschwisterchen gegenüber akzeptieren. Geben Sie zu, dass Sie manchmal selbst genervt sind, wenn es sich einfach nicht beruhigen lässt. Es kommt nur darauf an, wie solche Gefühle geäußert werden.

Schlagen und andere körperliche Übergriffe müssen natürlich sofort unterbunden werden und sicherlich versteht das Kind auch, dass man dem hilflosen Baby nicht auf diese Weise zusetzen kann.

Stolz und Neugierde

Das Erstgeborene erfährt nicht nur negative Gefühle, die der Eifersucht entspringen, sondern auch Unsicherheit, Schüchternheit und natürlich auch positive Gefühle. Es besteht durchaus Zuneigung; das Kind ist angerührt von der Winzigkeit des Babys und stolz darauf, ein Geschwisterchen zu haben. Nicht zuletzt steht es dadurch mit seiner ganzen Familie im Mittelpunkt des Interesses von Verwandten und Freunden. Im Kindergarten berichtet es stolz davon, und wenn Besuch nach Hause kommt, wird manchmal auch durchaus liebevolle Fürsorge demonstriert.

Erstgeborene empfinden gegenüber dem Geschwisterchen auch positive Gefühle.

Vor allem verspürt das Erstgeborene Neugierde. Wenn es allein ist, wendet es sich fasziniert dem Baby zu. Aufmerksam betrachtet es das Kleine. Seine immer wieder auftretenden negativen Reaktionen sind schließlich nicht durch das Baby selbst motiviert, sondern Folge der Eifersucht und ein Appell an die Eltern.

Groß und vernünftig?

Versetzen wir uns noch einmal in das ältere Kind hinein, um zu verstehen, was da wirklich geschieht in der kindlichen Seele, wenn ein Geschwisterkind kommt und es plötzlich nicht mehr im Mittelpunkt der elterlichen Aufmerksamkeit steht. Dass ein Kind, das sich bisher als Dreh- und Angelpunkt der elterlichen Aufmerksamkeit und oftmals auch als ihr »ganzer Stolz« erlebte, nun Schmerz, Verlustangst und Verrat empfindet, wenn es diese Liebe und Zuwendung ungefragt teilen muss, ist nachvollziehbar.
Und dann appellieren die Eltern an das Kind, »groß und vernünftig« zu sein. Das ist schon alles ein bisschen viel!
Dieser Appell an die »Vernunft« des »Großen« zieht sich nicht selten die ganze Kindheit und gar noch Jugend hindurch.

Zuerst geht es darum, nicht eifersüchtig zu sein, still zu sein, wenn das Kleine schläft, die eigenen Bedürfnisse zurückzustellen, wenn das Baby gerade gefüttert, gewickelt oder umhergetragen wird ... Später dann soll man es ruhig und gelassen hinnehmen, wenn das zunehmend mobile Baby das mühsam gebaute Lego-Gebäude zertrümmert – und darauf auch noch sichtlich stolz ist – oder das eben fertig gestellte Kunstwerk, das für Mamas Geburtstag gedacht war, mit lautem Jauchzen zerreißt. Dann will (oder vielmehr muss) das Schulkind lernen, das kleine Geschwisterchen ist aber fest entschlossen, gerade jetzt die neue Trommel auszuprobieren ... Und als großes Kind soll man da immer »vernünftig« und einsichtig sein!

Noch einen Appell hört das Kind nun häufiger: »Das kannst du doch schon selber ...« Früher, wo es so manches allein probieren und seine Selbstständigkeit unter Beweis stellen wollte, hieß es dagegen immer: »Pass auf, das kannst du noch nicht ...« Jetzt auf einmal kann es und soll es. Jetzt ist seine Selbstständigkeit gefragt. Damit die Eltern Zeit für das Kleine haben. Ein zweifelhafter Gewinn. Und deshalb will es eben nicht mehr immer alles selber machen.

Was bringt es denn, »groß und vernünftig und selbstständig« zu sein? Es ist doch viel schöner, klein und hilflos zu sein, man sieht es an dem Baby.

Der Appell an die Vernunft des »Großen« muss vorsichtig und sensibel dosiert werden.

Um hier den richtigen Weg zwischen Unterstützung, Einbeziehung und Überforderung zu finden, ist Fingerspitzengefühl wichtig. Die Eltern können ihr großes Kind ruhig ein wenig fordern, sie müssen keineswegs versuchen, es völlig zu »schützen«. Es kommt darauf an, nicht zu wenig zu verlangen, aber auch nicht zu viel. Stellen Sie sich dabei immer wieder die Frage, wie viel Sie Ihrem großen Kind zumuten können. Achten Sie auf das Selbstwertgefühl des Kindes. Es muss sich altersgemäß verhalten können und darf nicht das Gefühl bekommen, es sei »verkehrt« in seinen Gefühlen. Sonst lernt es, dass man negative Gefühle besser nicht äußert, sondern sie

Überforderungen verunsichern das Kind nachhaltig.

schluckt. Doch diese Form der Verdrängung wird mit Sicherheit nicht ohne Folgen bleiben und kann sich in versteckten oder sehr heftigen Reaktionen in anderen Bereichen äußern. Bei zu hohen Anforderungen an die Selbstständigkeit wird ein Kind in seinem Selbstwertgefühl stark verunsichert, weil es immer an Zielen gemessen wird, die es altersbedingt noch nicht erreichen kann. Doch ein Kind muss den Ansprüchen der Eltern entsprechen können, denn nur darüber gewinnt es sein Selbstwertgefühl und Selbstsicherheit.

Wie wirkt das Baby auf das Kind?
… als ein schreiendes Wesen, das nichts kann, das ständig Aufmerksamkeit braucht, mit dem man keineswegs spielen kann und das einem alles verderben kann.

Das Erstgeborene muss mit höchst ambivalenten Gefühlen fertig werden. Schließlich hat es sich ja auf das Baby gefreut, die Eltern haben es gut vorbereitet und brauchen das »Große« zur Unterstützung. Das sagen sie zumindest. Gleichzeitig erlebt es das Baby aber als ziemlich nervig. Es ist für das Große nicht leicht: Es will das Kleine ja lieb haben, kann es aber manchmal einfach nicht. Und so muss es mit negativen Gefühlen kämpfen und kommt damit selber nicht klar.

So können Sie Ihr älteres Kind unterstützen und stärken

- Stellen Sie keine zu hohen Erwartungen. Erstgeborene sind meist verbal besonders gewandt, auch deshalb besteht die Gefahr der Überforderung. Man hält sie leicht für vernünftiger, als sie ihrem Entwicklungsstand nach sein können.
- Lassen Sie das Kind negative Gefühle äußern. Auch unvernünftige Gefühlsausbrüche werden besser gelegentlich toleriert, als dass das Kind lernen muss, alle seine negativen Gefühle zu »schlucken«.

- Üben Sie bitte keinen moralischen Druck aus. Äußerungen wie: »Das ist aber böse, was du da machst …« Oder: »Dann hat dich die Mami nicht mehr lieb …« Oder zum Baby: »Mein armer kleiner Schatz, hat dich der Tommy wieder geweckt …« sollten heutzutage keinen Platz mehr im Erziehungsrepertoire der Eltern haben.
- Ganz wichtig – und ein Grundsatz für die ganze Kinder- und Jugendzeit der Geschwister: Über alles reden. Lassen Sie Ihr großes Kind mitteilen, wo es sich gestört fühlt, wo es das Gefühl hat, zu kurz zu kommen. Sprechen Sie über Eigenständigkeit, suchen Sie nach Lösungswegen und Kompromissen, verabreden Sie gemeinsam Freiräume – für das Kind selber, aber auch mit ihnen zusammen. Lassen Sie im Laufe der Jahre immer wieder das große Kind zu Wort kommen, besprechen Sie Verhaltensweisen, wie es sich wehren, wie es seine eigenen Bereiche schützen kann.
- Bleiben Sie möglichst gelassen, statt zu schimpfen.
- Übergeben Sie Ihrem großen Kind nicht zu viel Verantwortung und heben Sie gleichwohl die Vorteile heraus, die es selber hat, weil es schon selbstständiger ist.
- Betonen Sie Dritten gegenüber, was Ihr großes Kind schon alles kann.

Den Alltag neu erleben

Gut geplant gelingt der Start in den Alltag mit zwei Kindern am besten.

Planen Sie die erste Zeit nach der Geburt sorgsam. Vertrauen Sie nicht einfach darauf, dass sich alles schon irgendwie regeln wird. Es wird noch genug auf Sie zukommen, auf das Sie immer wieder flexibel reagieren müssen. Der Vater sollte möglichst viel zu Hause sein, sowohl um die Mutter im Alltag zu entlasten, als auch um sich intensiv um das ältere Kind kümmern zu können. Planen Sie daneben, wenn irgend möglich, weitere »Hilfskräfte« ein, die regelmäßig und verlässlich

Aufgaben übernehmen. Idealerweise sind das natürlich die Großeltern, gerne können aber auch Geschwister oder Freunde einspringen.

Auf der Grundlage eines positiven »Wir-Gefühls« ist der Familienalltag viel leichter zu bewältigen.

Der Ausnahmezustand der ersten Tage geht in den nächsten Wochen allmählich in die Normalität eines veränderten Alltags über. Die Weichenstellung, wie das Leben danach funktionieren wird, erfolgt früh. Wie sich das Leben gestaltet und in welchem Maße es als zufriedenstellend erlebt wird, hängt stark davon ab, wie die Situation mit dem großen Kind bewältigt wird. Zieht es mit am gleichen Strang oder legt es sich quer? Natürlich wird sich die Stimmung immer mal wieder ändern, doch wenn die Grundhaltung positiv ist, lassen sich schwierige Situationen einfacher meistern.

So schaffen Sie eine positive Grundhaltung

- Verändern Sie Ihren Umgang mit dem großen Kind möglichst wenig.
- Gehen Sie mit beiden Kindern emotional ähnlich um. Achten Sie darauf, die Tonlage nicht automatisch zu ändern und ein freudiges Lächeln anzunehmen, wenn Sie das Baby anschauen. Achten Sie auch darauf, dass Besucher keinen solchen Unterschied machen.
- Beziehen Sie das große Kind in den Umgang mit dem Baby ein. Wenn Sie das Baby versorgen, fragen Sie, ob es helfen oder lieber etwas anderes machen will.
- Hüten Sie sich vor ständigen Ermahnungen, wenn das Große mit dem Kleinen umgeht.
- Lassen Sie das große Kind nicht nur helfend teilhaben, sondern auch gemeinsam Spaß haben mit dem Kleinen, z. B. können beide Kinder bald gemeinsam gebadet werden. Dabei erhalten sie die gleiche mütterliche (elterliche) Fürsorge und haben ein gemeinsames Erlebnis.

Einfühlungsvermögen entwickeln

Versuchen Sie von Anfang an, das große Kind für das Empfinden und die Bedürfnisse des Kleinen zu sensibilisieren. Wenn es sich in seine Situation versetzt und seine Hilflosigkeit nachvollziehen kann, wird es eher verstehen, warum das Baby so viel Zeit beansprucht und so viel Aufmerksamkeit bekommt.
Natürlich darf das große Kind nicht immer auf Kosten des Kleinen zurückstecken müssen. Aber es wird verstehen, dass es selbst Möglichkeiten hat, seine Bedürfnisse klar zum Ausdruck zu bringen, z. B. über die Sprache, oder vieles selbst zuwege zu bringen, z. B. sich zu beschäftigen, wenn es Langeweile hat. All das kann das Baby noch nicht und deshalb braucht es so viel Aufmerksamkeit.
Auf diese Weise vermeiden Sie, in die Rolle des ständigen Vermittlers zu geraten und auf Dauer eine Art Brücke für die Kinder zu sein. Wenn Sie von Beginn an die Sensibilität füreinander wecken, dann müssen die Kinder später nicht den »Umweg« über Sie im Aufbau ihrer Beziehung und in ihren Auseinandersetzungen gehen.

Wie sich die Familienstruktur verändert

In der erweiterten Familie verändert sich vieles. Zum einen ganz praktisch: Die Hausarbeit nimmt zu, die Anforderungen werden größer, immer mehr unterschiedliche Bedürfnisse wollen gestillt und unter einen Hut gebracht werden. Zum anderen verändert sich aber auch strukturell vieles – oder alles?

Das Beziehungsgeflecht in der Familie ist flexibel und verändert sich ständig.

In einer Familie mit mehreren Kindern entsteht ein vielfältiges Beziehungsgeflecht, das flexibel ist und sich immer wieder verschieben kann. Dabei kann einem durchaus auch mal das eine Kind, dann das andere näher sein. Auch die Beziehung der Eltern zueinander, ihre Partnerschaft verändert sich aufs Neue. In vielen Familien lässt sich beobachten, dass mit der Geburt des zweiten Kindes eine deutlichere und festere Rollenzuschreibung erfolgt.

Oft haben die Eltern – vor allem die Mutter – dabei mit ganz unterschiedlichen Gefühlen zu kämpfen. Ein Zwiespalt tut sich auf: Man fühlt sich zwischen allen Anforderungen zerrissen, hat das Gefühl, nichts und niemandem wirklich gerecht zu werden und dabei einen ständigen Spagat zu versuchen.

Mehr Bezugspersonen in den familiären Kreis aufnehmen

Sehr junge Kinder leiden besonders darunter, dass die enge Beziehung zur Mutter plötzlich so fundamental verändert wird. Sie erleben einen starken Verlust, der durch die verstärkte Zuwendung anderer Bezugspersonen abgefedert werden kann. Hier ist in erster Linie der Vater zu nennen, aber auch die Großeltern können dabei wichtige Hilfe leisten. Manchmal leben auch Geschwister der Eltern in der Nähe, die dem Kind eine zusätzliche »Anlaufstelle« bieten, bei denen es besondere Aufmerksamkeit erfährt und das Gefühl erlebt, dort »etwas Besonderes« zu sein.

Die Gefühle der Eltern

Eine glückliche Familie braucht glückliche Eltern.

Das Gefühl, nun endgültig »rund um die Uhr« Eltern zu sein, mischt sich unter die Freude, eine »richtige Familie« zu sein. Mütter empfinden häufig eine konkrete Überforderung angesichts all der Aufgaben, die im Alltag zu bewältigen sind. Wo bleibe ich? Das ist eine wichtige Frage, die nicht als Egoismus abgetan oder mit schlechtem Gewissen verdrängt werden kann. Eine glückliche Familie braucht glückliche Eltern – und glücklich ist nur, wer nicht das Gefühl hat, ständig zurückstecken zu müssen, wer auch Freiräume zur Ausgestaltung seines Lebens hat. Darum ist es so wichtig, dass Mütter von Anfang an für sich selbst sorgen und darauf achten, dass sie kleine Inseln zum Auftanken finden – ohne schlechtes Gewissen.

Das schlechte Gewissen plagt Eltern häufig auch, weil sie wissen, dass sie keinem Kind so viel Aufmerksamkeit schenken können, wie sie vielleicht wollten. Das große Kind »entthront« und das kleine niemals so sehr im Mittelpunkt, wie es das große früher war. Ein Patentrezept für diese Sorge gibt es nicht, wohl aber die Gewissheit, dass kein Kind daran Schaden nehmen wird, denn Geschwister bringen es nun mal mit sich, dass die elterliche Aufmerksamkeit geteilt werden muss – nicht aber, und das ist das Ausschlaggebende, die elterliche Liebe. Sie umfasst alle Kinder. Und außerdem entsteht durch die Geschwisterbeziehung ein weiteres lebenslanges Band, das Sicherheit und Geborgenheit – auch in der Auseinandersetzung – bietet.

Nur noch Eltern oder auch noch Partner?

Eltern sollten auch als Paar miteinander im Gespräch bleiben.

Ein Problem darf nicht ausgespart werden: Manchmal kommt es vor, dass auch der Vater eifersüchtig ist auf das neue Kind. Vielleicht hat er nun das Gefühl, seine Partnerin endgültig an die Mutterrolle verloren zu haben, er spürt erst jetzt, welche Umstellung das zweite Kind für das eigene Leben bedeutet. Unternehmungen, die bisher mit etwas Planung und Organisation noch möglich waren, scheinen auf Jahre hinaus erst einmal auf Eis gelegt – denn zwei Kinder irgendwo »unterzubringen« ist um ein Vielfaches schwieriger als einen Babysitter – auch für ein langes Wochenende – für ein Kind zu finden. Auch im Alltag kommt es vor, dass ein Mann das Gefühl hat, »zu kurz zu kommen«. Die Frau ist mit den Kindern beschäftigt, zu ihnen besteht eine intensive körperliche Nähe, die, gepaart mit dem Gefühl der Erschöpfung und des Ausgezehrt-Seins, ihr Bedürfnis nach Intimität und Sexualität mit dem Partner oft stark beeinträchtigt. Darunter leiden Männer häufig. Und darauf sind viele Paare auch nicht vorbereitet, da dieses Thema in den allgemeinen Diskussionen über Elternsein und Geschwister in der Regel ausgespart wird. Zeichnen sich jedoch solche Gefühle ab, sollten sie umgehend offen besprochen werden, denn sonst besteht die Gefahr einer allmählichen Entfremdung der Partner.

So wachsen Sie in Ihre neuen Rollen und kommen doch zu Ihrem Recht

Für die Mutter:

- Befreien Sie sich – von Ansprüchen, von Schuldgefühlen, von schlechtem Gewissen.
- Horchen Sie in sich hinein: Was sagt Ihnen Ihr Körper? Was brauchen Sie für sich? Was sagen Ihnen Ihre Gefühle? Ihre Instinkte? Was würden Sie gern tun? Ignorieren Sie diese Signale nicht.
- Reden Sie über das, was Sie empfinden, auch über Ihre Unzufriedenheit, und überlegen Sie gemeinsam mit dem Partner, was man ändern könnte.

Für den Vater:

- Einiges wird anders, die Partnerin wird noch stärker zur Mutter. Achten Sie darauf, nicht unbedacht in ein traditionelles Rollenverhalten zu verfallen. Vergraben Sie sich nicht im Beruf und überlassen Sie die häuslichen Aufgaben nicht völlig Ihrer Partnerin. Sie braucht Sie – und Ihre beiden Kinder auch.
- Bemühen Sie sich, eine lebendige Partnerschaft zu pflegen, auch wenn dies nun natürlich eine viel größere Herausforderung darstellt als beim ersten Kind.
- Gestehen Sie mögliche Gefühle der Eifersucht ein.
- Beugen Sie dem Gefühl, ausgeschlossen zu sein, vor, indem Sie sich von Anfang an aktiv an allen Familienaufgaben beteiligen.

Für die Partner:

- Bleiben Sie unbedingt im Gespräch und im Austausch.
- Hüten Sie sich vor der unbewussten Zuschreibung und Übernahme von Rollen – auch wenn Sie manchmal vom Umfeld verstärkt, gar aufgezwungen und erwartet werden.

- Besinnen Sie sich auf Ihre Besonderheit als Paar. Was haben Sie an Ihrer Partnerschaft immer besonders geschätzt? Was haben Sie an Ihrem Partner so sehr gemocht? Wie können Sie diese Momente lebendig erhalten?
- Überlegen Sie gemeinsam: Wer könnte uns entlasten? Wie finden wir gemeinsame Bereiche? Wie stellen wir uns unser Familienleben langfristig vor? Welche Weichenstellung müssen wir schon jetzt vornehmen, damit sich nichts »Verkehrtes« einschleicht.

Für die Eltern:

- Achten Sie darauf, dass jeder seine Beziehung zu jedem Kind aufbaut und pflegt, aber keine dieser Beziehungen einen ausschließlichen Charakter bekommt.
- Sehen Sie sich als Familie und planen Sie gemeinsame Unternehmungen.
- Stellen Sie möglichst auch gemeinsam als Eltern das große Kind gelegentlich in den Mittelpunkt.
- Es kann Zeiten geben, in denen jedem einzelnen Elternteil ein Kind näher ist. Nähe erwächst aus der Beschäftigung miteinander, aus gemeinsamen Unternehmungen. Das bedeutet auch eine Chance, jedes Kind immer wieder neu zu entdecken und seine Fortschritte bewusst mitzuerleben.

Die neue Familienkonstellationen bewusst erleben

Jedes Familienmitglied sollte immer wieder besondere Aufmerksamkeit erhalten. Auch die unterschiedlichen Familienkonstellationen sollten lebendig erhalten und bewusst erlebt werden: Mutter und Erstgeborenes, aber auch Mutter und Baby, die Partner miteinander, wie auch Vater und Baby. Das beugt der Gefahr vor, dass sich unbewusst bestimmte »Koalitionen« bilden und sich damit Rollenzuschreibungen festigen und starre Beziehungsmuster herausbilden, die einem lebendigem Familienleben wenig förderlich sind. Jeder sollte vielmehr

Auf der Basis einer verlässlichen und vertrauensvollen Familienbeziehung kann jeder seinen Platz im Beziehungsgefüge finden.

immer wieder ganz besonders auf den anderen eingehen und offen sein für seine Gedanken, Erlebnisse, Entwicklungen. Das ist ein hoher Anspruch, aber die Mühe lohnt. Auf der Basis einer verlässlichen Viererbeziehung, in der jeder gern seine Rolle annimmt und seinen Platz findet, bilden sich auf diese Weise besondere Beziehungen, in denen jeder am anderen immer wieder Neues entdeckt. Das Familienleben bleibt so abwechslungsreich und offen und lässt Raum für spontane Unternehmungen. Auf diese Weise fällt es auch leichter, auf unvorhergesehene Ereignisse, die zu jedem Familienleben dazugehören, flexibel zu reagieren. Die Gefahr, dass sich ein »Trott« einschleicht, der auf Dauer lähmend wirkt, ist damit ebenfalls viel geringer.

Daneben sollte jeder das Recht haben, sich auch einmal zurückzuziehen, sich zu besinnen oder mal etwas Besonderes zu unternehmen, um sich danach gestärkt und mit neuen Impulsen wieder der Familie zu widmen.

Hilfen für unser »entthrontes« Kind

Etwa jedes zweite Kind reagiert auf die Geburt eines Geschwisterchens nicht nur mit »normaler« Eifersucht, sondern mit deutlichen Verhaltensproblemen wie Aggression, Anklammern oder Rückzug. Der Prozess der »Entthronung« kann heftige Reaktionen auslösen. In manchen Fällen entwickeln sich daraus längerfristige Verhaltensprobleme.

Empörung bei Mutter und Vater über das auffällige Verhalten verschlimmern die Situation des Kindes und machen es noch einsamer und unglücklicher. Nur stete und verlässliche Zuwendung hilft wirklich.

Entthronung – Was passiert denn da?

Als »Entthronung« empfindet ein Kind den Verlust der alleinigen Zuwendung der Eltern.

Ein kleines Kind hat ein egozentrisches Weltbild, d. h. es empfindet sich, entwicklungsbedingt, als Mittelpunkt der Welt. In der Ein-Kind-Familie fördert und kräftigt die alleinige Zuwendung der Eltern dieses Verständnis und diese Sicherheit. Jede neue Fähigkeit, jede Äußerung des Kindes wird beachtet und begeistert zur Kenntnis genommen. Das ist der Normalzustand für das Kind. Und plötzlich ist alles anders: Da ist ein anderer, der die elterliche Aufmerksamkeit völlig beansprucht, der brüllt und dennoch von allen – auch Besuchern – mit Entzücken wahrgenommen wird.
Diese Erfahrung, die so königlich als »Entthronung« bezeichnet wird, bedeutet den Einstieg in eine schwierige Phase. Die bisherige Welt gerät aus den Fugen. Das Kind selbst bildet nicht mehr das Zentrum der Aufmerksamkeit. Es fühlt sich zurückgesetzt, nicht mehr geliebt, die sichere Basis ist ihm entzogen und es empfindet ein tiefes Gefühl des Verlusts und der radikalen Unsicherheit. Es fühlt sich von den Eltern verraten.

Ein Eindringling?
Bei aller Liebe, bei allem Verständnis, bei aller Vorbereitung: Das zweite Kind bleibt für das Erstgeborene zunächst einmal ein Eindringling, der ihm etwas – vieles – wegnimmt. Er hat es aus der alleinigen Position »Kind«, in der es etwas ganz Besonderes war, verdrängt, es von seinem Thron geschubst. Die Rolle als Kind ist nun doppelt besetzt, nichts Einzigartiges mehr.

Nun ist das Erstgeborene gezwungen, seine Welt neu zu strukturieren, eine neue Rolle zu finden, um dann eine neue Beziehung zu den Eltern und dem Geschwisterkind herzustellen.

Wie stark das Kind reagiert, hängt nicht nur davon ab, wie »erfolgreich« die Vorbereitung war, wie sicher es sich in seiner Familie und seinem Umfeld fühlt und welche Persönlichkeitsmerkmale seinen Charakter prägen, sondern auch vom Wesen des Babys. Ist es ruhig und zufrieden, schläft es viel und lässt der Mutter genügend Freiräume, fühlt sich das Erstgeborene weniger gestört und bedroht, als wenn ein Kolikkind, das stundenlang brüllt und sich nicht beruhigen lässt, in die Familie hineingeboren wurde.

Die Suche nach Aufmerksamkeit

Auf jeden Fall will das Kind wieder ins Zentrum der Aufmerksamkeit gelangen. Und dabei wird es alles versuchen, um den früheren Zustand wieder herzustellen.
Der damit beginnende Kampf um Aufmerksamkeit kann sich auf verschiedene Weise äußern: in Aggression, die sich auch an anderen Orten, z. B. im Kindergarten, entladen kann, in Regression, Klammern oder übertriebener Anhänglichkeit an die Mutter. Dem Baby gegenüber kann sich das Erstgeborene dabei mustergültig verhalten. Oder es ignoriert das Geschwisterchen und die Mutter völlig oder drängt sich wiederum ständig, auch bei Besuchern, in den Mittelpunkt. Die Aggression kann sich nicht nur gegen das Baby oder die Mutter, sondern auch gegen Sachen oder sogar gegen sich selbst richten – die so genannte Autoaggression (siehe S. 75).

Ganz unterschiedliche Verhaltensweisen zeigt ein Kind beim Versuch, die Aufmerksamkeit zurückzuerobern.

Triebfeder: Eifersucht

Die oben und im vorhergehenden Kapitel beschriebenen Reaktionen des älteren Kindes haben eine Quelle: Eifersucht. Eifersucht ist eine Grunderfahrung von Kindern mit Geschwistern, für die Eltern aber nicht immer erkennbar. Nicht alle Kinder zeigen ihren Schmerz offen, denn sie erleben ihn selbst oft nicht so bewusst als das, was er ist, sondern als völlige Verunsicherung und Einsamkeit. Eifersucht kann sich auch getarnt und verschlüsselt äußern.

Kindliche Eifersucht entspringt vielerlei Faktoren und Bedürfnissen, wie Abhängigkeit und Bedürftigkeit, Sicherheit, aber auch dem Wunsch nach Freiheit und Unabhängigkeit.

Eine Grunderfahrung von Kindern mit Geschwistern ist die Eifersucht.

Eifersucht ist etwas Natürliches und kann sogar konstruktiv sein. Denn auch die Aggressivität, die aus Eifersucht erwächst, hat ihren Anteil an der Entwicklung der Persönlichkeit und unterstützt letztlich den Reifungsprozess, der dazu führen wird, das kleine Geschwisterkind zu akzeptieren. Das ältere Kind wird in diesem Prozess auch erfahren, dass Liebe nichts Ausschließliches ist und dass die Eltern, oder auch es selbst, Gefühle nicht nur für einen Menschen empfinden können.

Eifersucht ist zunächst einmal Neid. Es geht um die Vormachtstellung in der Familie. Es wird um die Liebe der Eltern gerungen und jedes Kind möchte die Liebe der Eltern ganz für sich allein.

Eifersucht tritt nicht nur auf, wenn ein Geschwisterchen auf die Welt kommt. Die heftigen Reaktionen der ersten Zeit werden sich legen und ein gewisses Gleichgewicht wird sich einspielen. Doch immer wieder wird im Laufe der Jahre die Eifersucht aufflackern, wenn sich ein Kind benachteiligt fühlt. Bleibt eine solche Situation, in der ein Kind über längere Zeit besondere Aufmerksamkeit erhält, z. B. bei einer chronischen Krankheit oder bei Lernproblemen, längerfristig bestehen, können sich daraus Verhaltensprobleme entwickeln. Gelegentlich kann es tatsächlich auch dazu kommen, dass die Eifersucht die Geschwisterbeziehung anhaltend überschattet. Dann sollten sich Eltern nicht scheuen, eine professionelle Beratung in Anspruch zu nehmen.

Manchmal kommt es auch zu Überangepasstheit. Sie ist eine Eifersuchtsreaktion, die gerade bei Mädchen häufig vorkommt. Das Kind verhält sich besonders brav, es will gefallen, damit die Eltern es wieder lieb haben. Und/oder es kümmert sich intensiv um das Baby, ebenfalls um den Eltern zu gefallen. Eltern sollten in diesem Fall unbedingt versuchen, den Druck, der auf dem Kind liegt, zu lockern. Es braucht Zuwendung, nicht nur wenn oder weil es sich brav verhält, sondern einfach, weil es da ist und so ist, wie es ist.

Es braucht Zeit
… bis ein Kind lernt, dass auch geteilte Liebe der Eltern nicht Liebesentzug bedeutet. Es braucht viel Zeit, bis sich die Eifersucht in Liebe wandelt – und das Gefühl, zu kurz zu kommen, kann immer wieder aufflackern, manchmal ein ganzes Leben lang.

So mildern Sie die Eifersucht und schenken Ihrem erstgeborenen Kind Sicherheit

- Der oberste Grundsatz lautet: Strafen und Schimpfen machen alles nur noch schlimmer, das Kind fühlt sich nur noch weniger verstanden, noch einsamer, noch mehr ausgestoßen und ausgegrenzt.
- Erklären und Reden sind gut, Schmusen und körperliche Zuwendung viel besser.
- Jedes Elternteil sollte sich besondere Zeiten mit dem großen Kind nehmen, ohne Konkurrenz durch das Kleine.

Eifersucht ist ein »normales« Gefühl.

Und nicht zuletzt: Geben Sie sich nicht selbst die Schuld für die Eifersucht Ihres großen Kindes. Glauben Sie nicht, Sie hätten es nicht richtig vorbereitet oder würden sich einfach nicht genügend kümmern. Eifersucht gehört unter Geschwistern einfach dazu – wie auch zu vielen anderen menschlichen Beziehungen. Akzeptieren Sie das Phänomen Eifersucht als etwas Normales, solange es nicht ungewöhnliche Ausmaße annimmt.

Aggression

Aggressive Eifersuchtsreaktionen sind für Eltern schwer zu ertragen.

Wenn das Erstgeborene das Baby nicht nur wieder »zurückgeben« will (siehe S. 51 f.), sondern sich über einen längeren Zeitraum hinweg sehr aggressiv gebärdet, sind Eltern ratlos. Die offene oder versteckte Aggressivität des Kindes ist die für Eltern am schwersten zu ertragende Form der Eifersucht. Dabei kann sich das Erstgeborene offen aggressiv gegen das Baby wenden; es kann aber auch sein, dass Kinder, die vordergründig lieb mit dem Geschwisterkind umgehen, jede Gelegenheit nutzen, um es heimlich zu ärgern, zu kneifen oder zu schlagen. Strafen, Schimpfen, entsetztes Wegbringen des Kindes sind die schlechteste Reaktion und verschlimmern die Eifersucht. Ein solches Verhalten bestätigt das Kind nur in seinem Gefühl, nicht mehr geliebt zu werden.

> Bei aggressiven Eifersuchtsreaktionen helfen Verständnis, Liebe und regelmäßige Zeiten ungeteilter Zuwendung.

Nehmen Sie die Reaktionen Ihres Kindes ernst und ermutigen Sie es, seine Gefühle in Worte zu fassen. Das Kind fühlt sich überwältigt von seinen Empfindungen. Es empfindet Verzweiflung und kennt diese Gefühle noch nicht. Wenn es lernt, sie auszudrücken, zu »sortieren«, lassen sie sich fassen und man kann konkrete »Gegenmittel« finden. Sprechen Sie ganz konkret darüber, worum es geht. Sagen auch Sie, dass Sie manchmal genervt sind, wenn das Baby einfach nicht schlafen will und dass Sie deswegen selbst auch müde sind und sich trotzdem um das Baby kümmern müssen. Das Kind muss über seine Eifersucht sprechen. Geben Sie Ihrem Kind klar zu verstehen, dass Sie kein äußerlich braves Verhalten erwarten und seine Gefühle durchaus verstehen können, dass man aber nach anderen Wegen suchen muss, sie auszudrücken.

Körperliche Übergriffe müssen natürlich sofort unterbunden werden, am besten legt man dabei einfach den Arm um das Kind und führt es vom Baby weg. In einfachen Worten kann ihm dann kurz verständlich gemacht werden, dass solche Übergriffe dem Baby wehtun und ja auch keine Änderung der Situation herbeiführen.
Die Aggression muss sich nicht unbedingt gegen das Baby richten. Manchmal ist die Mutter das Ziel heftiger verbaler Attacken, manchmal schlägt das Kind nach ihr oder stößt sie immer wieder weg. Hier ist die Aggression im Grunde »richtig« adressiert, sie richtet sich gegen die Person, auf die das Kind letztlich wütend ist. Denn das sind die Eltern, vor allem die Mutter, denen das eine Kind nicht mehr genügt hat, die ihre Liebe nun einem anderen schenken. Die Aggression gegen die Mutter ist allerdings nur selten von längerer Dauer, zumal wenn das Kind dennoch liebevolle Zuwendung erfährt.
Nicht selten lebt das Kind seine Aggression auch an anderem Ort aus, z. B. im Kindergarten, und richtet sie gegen andere Kinder. Seien Sie offen dafür, suchen Sie gegebenenfalls das Gespräch mit den Erzieherinnen.

Maßnahmen bei aggressiven Eifersuchtsreaktionen

- Unterbinden Sie körperliche Übergriffe sanft, aber bestimmt, ohne Vorhaltungen.
- Geben Sie Ihrem Kind die Möglichkeit, die eigenen Gefühle in Worte zu fassen. Auch negative Gefühle dürfen und sollen geäußert und möglichst genau beschrieben werden: Was genau stört mich? Was tut mir das Baby? So lassen sich konkrete Schritte dagegen unternehmen.
- Lassen Sie Ihr älteres Kind seine Wut auf das Kleine auch leben – vielleicht darf es sie sogar an einer Puppe ausleben.
- Bilderbücher oder selbst erdachte, auf das Kind abgestimmte Geschichten über Eifersucht und Möglichkeiten, damit umzugehen, sprechen jedes Kind an.

Gespräche und liebevolle Zuwendung helfen dem Kind, mit seiner Eifersucht umzugehen.

Regression

Der Rückfall in kleinkindliche Verhaltensweisen ist ein Ausdruck tiefer Verunsicherung.

Manche Kinder sind offen aggressiv, andere fallen in kleinkindliche Verhaltensmuster zurück, weil sie mit ihrer Rolle des »großen Geschwisterkindes« noch nicht zurechtkommen. Oft wechselt die eine mit der anderen Verhaltensweise ab.
Wenn das Kind wieder ins Bett macht, in der Babysprache redet, ein Fläschchen will und an Mutters Rockzipfel klammert, drückt sich darin tiefe Verunsicherung aus. Es ist die Botschaft: »Ich bin auch klein. Kümmert euch um mich.« Jetzt braucht das Kind die Gewissheit, dass die Eltern es auch so lieben, so klein und hilflos, und nicht nur, wenn es sich groß und vernünftig verhält (siehe S. 54 f.).
Regressiven Verhaltensweisen steht in der ersten Phase, die meist etwa ein Jahr lang dauert, ein oft übertrieben positives Verhalten zum Neuankömmling gegenüber.
Auch Daumenlutschen ist eine Form der Regression, allerdings verbunden mit einem gewissen Rückzug. Das Kind fällt in die orale, frühkindliche Phase zurück und verschafft sich gleichzeitig den notwendigen Trost durch das Nuckeln am Daumen. Vielleicht gewinnt in dieser Phase ein Stofftier, das bereits ausrangiert war, wieder große Bedeutung. Solche Versuche des Kindes der Selbsttröstung müssen keineswegs unterbunden werden und können übergangsweise hilfreiche Entlastung schaffen.

Der Rückschritt in frühere Verhaltensweisen hilft dem Kind. Es spart Energie, die die Auseinandersetzung mit der neuen Situation kostet, und es bekommt die Aufmerksamkeit und Zuwendung, die es so nötig braucht. Es erfährt, dass es auch noch geliebt wird, wenn es selbst wieder Baby ist.

Ebenso wie die Aggression entspringt die Regression der tiefen Verunsicherung des Kindes. Es braucht auch hier das Gefühl der ungeteilten Aufmerksamkeit eines Elternteils, um allmählich wieder Sicherheit zu empfinden.
Bestärken Sie Ihr Kind in dem, was es durch sein Alter und seine Fähigkeiten dem Kleinen voraus hat, und loben Sie es für alles, was es selbstständig erledigt. Oft hilft es, wenn man das ältere Kind in die Pflege des Babys einbezieht.
Meist wird dem Älteren diese kleinkindliche Abhängigkeit schnell wieder langweilig und es kehrt gern von sich aus zu seiner altersgemäßen Selbstständigkeit zurück, weil es letztlich doch die damit verbundene Unabhängigkeit schätzt.

Eltern sollten diesen »Rückfall« akzeptieren und dem Kind die Aufmerksamkeit schenken, die es braucht.

Spezielle Zeiten der Zuwendung
Nehmen Sie mit dem Älteren zusammen eine ganz bestimmte Aktivität auf, die das Kleine niemals stören darf: z. B. Musik hören, zusammen Gymnastik machen, gemeinsam malen. Das bietet die Möglichkeit, die Komplizenschaft wiederherzustellen, die das Ältere durch die Ankunft des Babys verloren geglaubt hatte.

Hält das regressive Verhalten über viele Monate an, sollte man sich an eine Beratungsstelle wenden.
Denn eines darf man bei aller elterlichen Bemühung nicht vergessen: Es steht nicht alles allein in der Macht der Eltern. Die Erziehung und das Verhalten der Eltern prägen Kinder sehr stark, aber dennoch bringen sie einiges selber in die Erziehung ein; ihr Verhalten und ihre Reaktionsweisen werden auch von ihren ureigenen Persönlichkeitsmerkmalen mitbestimmt. Kinder sind unterschiedlich und manche sind besonders sensibel. Sie reagieren heftiger auf Veränderungen und ziehen sich leichter in sich zurück.

Bettnässen

Wenn ein Kind schon längere Zeit trocken war und plötzlich wieder regelmäßig einnässt, spricht man von sekundärer Enuresis. Ihr liegen in der Regel keine organischen Ursachen zugrunde, sondern sie ist Ausdruck einer tiefen Verunsicherung des Kindes, wie sie die veränderte Lebenssituation nach der Geburt eines Geschwisterkindes mit sich bringt. Sie ist eine Form der Regression. Machen Sie am besten kein Thema aus der Sache; ziehen Sie dem Kind wieder Windeln an, wenn es das möchte. Dann spürt es, dass seine Bedürfnisse wahrgenommen und beachtet werden, es bekommt die erhoffte Zuwendung und es wird bald merken, dass es viel angenehmer ist, zur Toilette zu gehen – außerdem wird es dafür ja auch gelobt.

Sprachprobleme/Babysprache

Ein Rückfall in die Babysprache ist im gleichen Zusammenhang zu sehen wie andere Formen der Regression. Manchmal ist auch ein zeitweiliger Stillstand in der Sprachentwicklung festzustellen, bis das Kind wieder Sicherheit im Alltag gewonnen hat.

Der mit der Ankunft eine Geschwisterchens ausgelöste Stress kann Sprachprobleme hervorrufen.

Gelegentlich kommt es vor, dass ein Kind nach der Geburt eines Geschwisterchens zu stottern beginnt. Das Stottern selbst ist dabei keine direkte Folge dieses Ereignisses, sondern nur ein Auslöser. Es muss bereits eine körperliche Bereitschaft zum Stottern bestanden haben. Andere Stresssituationen hätten in diesem Fall das Stottern ebenfalls auslösen können.

Was Eltern tun können

- Versuchen Sie Ihr Kind zu verstehen, auch, wenn es in der Babysprache spricht, aber greifen Sie selbst nicht die Babysprache im Umgang mit ihm auf.
- Beginnen Sie immer wieder ausführliche Gespräche über Themen, für die sich Ihr Kind interessiert. Das aktiviert seine Sprechlust und sein Sprachvermögen.

Autoaggression

Aggressive Reaktionen, die das Kind gegen sich selbst richtet, sind Hilferufe.

Bei der Autoaggression wird die Aggression, die aus der Eifersucht, der Wut auf die Mutter oder den Hass auf das Geschwisterkind entsteht, auf die eigene Person umgelenkt. Die Autoaggression kann vielerlei Formen annehmen, es zählen dazu alle Verhaltensweisen, die sich gegen den eigenen Körper richten, wie schneiden, stechen, verbrennen usw. Der Auslöser ist ein Mangel an Zuwendung. Das Gefühl des Alleinseins führt zu einem starken inneren Spannungszustand, der Druck wird durch die Verletzung des eigenen Körpers abgebaut. Eine bei Kindern häufige und noch relativ harmlose Form ist das Nägelkauen; ein ernst zu nehmender Hilferuf ist das Haareabschneiden, da sich das Kind dabei schon viel einschneidender und bewusster am eigenen Körper zu schaffen macht.
Das Kind braucht auch hier Zuwendung, damit die Spannung konstruktiv ausgelebt werden kann.

Nägelkauen

Das Nägelkauen kann ganz unterschiedliche Ursachen haben und ist meist ein Begleitsymptom, eine Reaktion auf Stress, Überforderung, Angst, manchmal auch Langeweile. Typischer Auslöser kann die Geburt eines Geschwisterchens sein. Das Kind ist völlig verunsichert, es zieht sich aus der Situation zurück und beschäftigt sich mit sich selbst.
Geht das Nägelkauen so weit, dass Verletzungen wie blutende Fingerkuppen oder ein entzündetes Nagelbett vorliegen, sollte ein Psychologe zu Rate gezogen werden.
Da das Nägelkauen eine gewisse Zuflucht, eine Schutzhandlung darstellt und unbewusst geschieht, sollte man das Kind keinesfalls ständig zurechtweisen oder gar schimpfen. Geduld auf der Basis bewusster Zuwendung und Aufmerksamkeit dem Kind gegenüber ist erforderlich. So kann sein Selbstwertgefühl allmählich wieder gestärkt werden.

Psychosomatische Beschwerden

Eifersucht kann auch Krankheiten auslösen. Unerklärliche Bauchschmerzen, Kopfweh, aber auch verstärkte Anfälligkeit für Erkältungskrankheiten sind bei Erstgeborenen nach der Geburt eines Geschwisterchens gar nicht so selten zu beobachten. Auch von Schlafproblemen des Großen berichten Eltern immer wieder. Ärzte und Psychologen sprechen dabei von psychosomatisch bedingten Krankheiten, die vor allem sensible Kinder betreffen. Das Krankwerden ist letztlich auch eine Form der Regression, da es dafür sorgt, dass die Eltern sich wieder intensiv um das Kind kümmern müssen.

Seelische Belastung, Stress und innerer Druck können das Immunsystem schwächen.

Bei den psychosomatischen Erkrankungen handelt es sich typischerweise um körperliche Krankheiten, bei denen seelische Faktoren eine entscheidende Rolle für das Auftreten oder für einen Krankheitsschub spielen, z. B. Allergien, Bauchschmerzen und Kopfschmerzen. Durch die seelische Belastung, den inneren Druck, der keine Entspannung mehr ermöglicht und ständigen Stress verursacht, wird das allgemeine körperliche Gleichgewicht aus dem Lot gebracht und damit das Immunsystem geschwächt.

Zu den psychosomatischen Beschwerden zählen auch Schlafprobleme, die ebenfalls nach der Geburt eines Geschwisterkindes auftreten können und auch Folge der Verunsicherung sind.

Für alle psychosomatischen Beschwerden gilt:
Zuwendung, Geduld und Geborgenheit sind die beste Medizin! Auch wenn es einige Zeit dauern kann, bis sie wirkt.

Den Alltag mit Kindern organisieren

Die erste Zeit nach der Geburt ist eine Art Ausnahmesituation. Vieles wurde im Vorfeld organisiert, oft hat der Vater einige Zeit Urlaub, Großeltern oder Geschwister springen ein, um die Familie zu entlasten. Doch allmählich kehrt der Alltag ein. Bald erkennen viele Mütter: Ständig herrscht Zeitnot – immer bleibt etwas liegen. Am besten kommt damit klar, wer diese Situation möglichst rasch als Normalität annimmt – denn: So wird es erst mal bleiben. Schön und wünschenswert ist es allerdings, wenn dennoch möglichst bald eine gewisse Routine Einzug hält. Dann lassen sich nämlich problematische Situationen leichter bewältigen.

Klare Strukturen machen vieles leichter

Nehmen Sie Abschied vom Perfektionismus.

Der Alltag mit zwei Kindern: Ein ganzer Berg von Arbeit türmt sich auf, ständige Zeitnot verhindert das Durchatmen … Nehmen Sie sich dennoch ein wenig Zeit und überlegen Sie, wie Sie den Alltag strukturieren können. Denn durch eine geschickte Organisation des Alltags lassen sich Routineaufgaben leichter bewältigen und Sie können Freiräume schaffen. Das entlastet Sie und dämmt die Eifersucht des großen Kindes ein, wenn es merkt, dass die Mutter nicht völlig von ihren vielen Aufgaben – und dem Baby – in Anspruch genommen wird. Freiräume schaffen heißt, nicht nur unter Druck gehetzt das Nötigste zu tun, sondern den Tag bewusst zu gestalten. Sich z. B. Zeit zu nehmen für das große Kind – und sei es nur für ein kurzes Gespräch. Gut, wenn die Eltern schon beim ersten Kind gelernt haben, fünfe auch mal grade sein zu lassen und dem Kind lieber mal ein ungebügeltes T-Shirt anziehen und sich stattdessen Zeit für ein gemeinsames Puzzle nehmen. Beim zweiten Kind sollte man diese »Souveränität« auf jeden Fall entwickeln!

> ***Abschied vom Perfektionismus***
> Wer nicht vom Alltag und seinen Pflichten »aufgefressen« werden will, sollte als oberstes Gebot beherzigen: Das Leben mit zwei Kindern setzt Organisationstalent, Abschied vom Perfektionismus und klare Prioritäten voraus. Manches locker zu sehen schenkt Lebensqualität.

Was ist uns wichtig, wo setzten wir Prioritäten?

Listen Sie einmal in Ruhe auf, welche Aufgaben sich täglich stellen, wie sehr sie Sie in Anspruch nehmen und ob es dabei jeweils spezielle Problemkreise gibt. Im nächsten Schritt können

Sie überlegen, wie diese Aufgaben aufeinander abgestimmt bzw. in Einklang gebracht werden könnten und/oder wie Sie Entlastung finden könnten.

Die Versorgung des Babys

Ist Ihr Baby »pflegeleicht« oder stellt es besondere Ansprüche? Welchen Anspruch haben Sie selbst (ein Baby muss z. B. nicht jeden Tag gebadet werden)? Kann Ihnen Ihr Partner hier regelmäßig bestimmte Aufgaben abnehmen? Lässt sich manches mit der Versorgung des größeren Kindes verbinden?

Die Bedürfnisse des großen Kindes

Die Bedürfnisse des Erstgeborenen hängen stark von seinem Alter ab. Neben Versorgungsaufgaben geht es bei ihm jedoch in erster Linie um die Zuwendung und die Beschäftigung. Wie waren Ihre Erfahrungen in den ersten Wochen? Lässt sich das Große gut einbinden in Ihren Alltag? Kommt es gut mit der neuen Situation klar oder ist sein Verhalten bestimmt von Eifersuchtsreaktionen? Können Sie so mit Ihrem Großen umgehen, wie Sie es sich vorgestellt haben, oder müssen Sie Ihre eigenen Ansprüche anpassen?

Der Haushalt

Hier lässt sich vermutlich am meisten »einsparen«, sprich: rationalisieren. Erstellen Sie eine Liste, was für Sie und Ihren Partner unbedingt wichtig ist: Täglich eine warme Mahlzeit? Zu einer festen Uhrzeit? Kann man dann vielleicht das Bügeln »straffen«? Wie hoch sind die individuellen Ansprüche an blitzblanke Böden und stimmungsvolles Ambiente?
Eines ist klar: Alles geht nicht. Von manchem, was Ihnen früher vielleicht selbstverständlich war, müssen Sie sich wohl verabschieden. Entscheiden Sie selbst und bewusst, wo Sie rationalisieren und Abstriche machen wollen. Sie werden dafür Gelassenheit gewinnen.

Setzen Sie bewusst Prioritäten und schaffen Sie Freiräume.

Zeit für sich selbst

Sie wird knapp sein, zweifellos, darf aber nicht ganz entfallen. Nehmen Sie sich wenigstens regelmäßige Viertelstunden für ungestörte »Bad-Zeiten«, kurzes Innehalten, einen regelmäßigen Spaziergang. Zeit für die Rückbildungsgymnastik, am besten in einem Kurs, sollten Sie sich unbedingt nehmen. Und vergessen Sie nicht kleine Auszeiten mit Ihrem Partner. Sie brauchen sie!

Soziale Kontakte

Auch hier sollten Sie zunächst bewusst und ehrlich für sich selbst entscheiden, wie wichtig Ihnen Kontakte sind – und mit wem. Die Gefahr, mit zwei kleinen Kindern in eine gewisse Isolation zu geraten, besteht durchaus, vor allem, wenn man vor Ort wenig Bekannte hat oder in einer Gegend wohnt, wo es wenige Familien mit kleinen Kindern gibt. Doch für Ihre Zufriedenheit und auch die der Kinder ist ein Austausch sehr wichtig. Gehen Sie daher in eine Still- oder Krabbelgruppe. Besuche von oder besser bei Großeltern und Verwandten können eine Bereicherung sein – wenn alle die gleichen Erwartungen haben und tolerant miteinander umgehen. Scheuen Sie sich nicht, klare Grenzen zu setzen. Besucher? Gern! Aber selbst gebackenen Kuchen bitte mitbringen. Termine außer Haus? Gern, aber mit zeitlichem Spielraum und ohne Erwartungen, dass die Kinder herausgeputzt sind oder sich bestens benehmen usw.

Auch mit kleinen Kindern lassen sich Kontakte aufrecht erhalten.

Perfekte Organisation ist nicht alles!

Klare Überlegungen sind für die Alltagsplanung wichtig. Es kommt darauf an, Strukturen festzulegen, Leitlinien des familiären Zusammenlebens zu entwickeln und einen Rahmen zu schaffen, in dem sich der Alltag gestalten lässt und in den sich die Ansprüche der einzelnen Familienmitglieder integrieren lassen – und in dem jeder zu seinem Recht kommt.

Innerhalb dieses Rahmens darf – und soll – aber durchaus auf das eigene Gefühl gehört, auf die Antennen vertraut werden, die instinktive Wegweiser sind – gerade im Umgang mit den Kindern.

Was brauchen Ihre Kinder? Das sagt Ihnen häufig Ihr Gefühl, Ihr Gespür sehr genau. Sie müssen sich keineswegs ständig um die Kinder kümmern, weder um das Kleine noch um das Große. Doch Sie werden eine Sensibilität, einen »siebten Sinn« für Ihre Kinder entwickeln. Vertrauen Sie darauf. Denn dadurch spüren Ihre Kinder, dass Sie bei ihnen sind und offen für Sie sind, ohne dass sie sich ständig melden müssten, aus Angst, zu kurz zu kommen. Das gibt Ihnen und Ihren Kindern die Sicherheit, aus der heraus Ruhe erwächst.

Das Gespür dafür, wie viel Aufmerksamkeit beide Kinder brauchen, entwickelt sich im Lauf der Zeit.

Die Partnerschaft

Wenn der Familienalltag gut geplant ist, Routineaufgaben rationalisiert sind und die Kinder Ihre ganze Aufmerksamkeit haben, sollten Sie daran denken, dass auch gemeinsame Zeiten der Partner organisiert werden müssen. Zwar steht die Partnerschaft erst einmal zeitlich hinten an, doch Sie sollten trotzdem versuchen, die kurzen gemeinsamen Zeiten zu genießen. Und natürlich bleiben Sie einander im Gespräch verbunden, in der gemeinsamen Sorge und in der gemeinsamen Freude über und mit den Kindern.

Auch das gemeinsame und getrennte Zeitmanagement muss immer wieder überdacht werden. Natürlich ist es das Ziel, als Familie möglichst viel miteinander zu machen, doch manchmal gewinnt man mehr gemeinsame Zeit, wenn man bestimmte Aufgaben verteilt.

Bleiben Sie aufmerksam füreinander, gehen Sie aufeinander ein. Hören Sie heraus, was der andere wirklich sagt, meint und will. Das Gefühl, verstanden zu werden, baut Gemeinsamkeit auf und bringt eine neue Qualität in die Partnerschaft, die für weniger gemeinsame Zeit entschädigt.

Zwei Kinder versorgen – Tipps und Tricks

Es gibt einfache Strategien, den Bedürfnissen von zwei Kindern gerecht zu werden.

Die Kinder müssen versorgt, ihre Bedürfnisse befriedigt werden. Dabei darf man durchaus sich – und damit den Kindern – das Leben möglichst einfach machen. Die Bedürfnisse des großen Kindes sind bekannt. Schön, wenn es schon vieles selber erledigt – auch wenn es zunächst mal wieder »Baby spielte« (siehe S. 72 f.). Dem großen Kind kommt es durchaus zugute, wenn man es behutsam zur Selbstständigkeit anleitet, ohne es zu überfordern (siehe S. 55).
Und das Baby? Was man beim ersten Kind noch hingebungsvoll zelebrierte – ausgiebig baden, cremen, pflegen, immer den schönsten Strampler aussuchen, wird beim zweiten anders gehandhabt –, weil es gar nicht anders geht. Und das ist keineswegs zu Babys Schaden.

Körperpflege

Das tägliche Bad muss keineswegs sein. Babys machen sich nicht schmutzig. Gesicht und Händchen, Nacken und Windelbereich mit lauwarmem Wasser und mildem Reinigungsprodukt abwaschen reicht völlig aus. Das gilt übrigens auch für das große Kind: Kurz abduschen oder mit dem Waschlappen abwaschen, dann gemütlich ins Handtuch wickeln und knuddeln – das ist die beste Körper- (und Seelen-)pflege. Hier, wie bei allen Alltagsverrichtungen, versucht man am besten, bald beide Kinder einzubeziehen und kleine Rituale zu entwickeln.

> Eine ganz besondere Erfahrung sollten Sie Ihrem Baby gönnen: die regelmäßige Babymassage. Sie fördert seine seelische und körperliche Entwicklung und bildet ein besonderes Band zwischen Ihnen. Vielleicht gibt es zum Ausgleich eine Turn-Viertelstunde mit dem großen Kind?

Wickeln

Zwei Wickelkinder? Oder ein »großes« Kind, das immer dann auf Dummheiten kommt, wenn das Kleine gerade auf dem Wickeltisch liegt? Die Situation lässt sich nicht ändern, also gilt es Vorsichtsmaßnahmen zu treffen und das Baby am besten auf dem Boden auf einer Wickelunterlage zu wickeln. Dann kann es nicht herunterfallen, wenn man spontan einmal auf den durchdringenden Schrei des Großen reagiert.

Die Wickelzeit wird vorzugsweise als spezielle Phase der Zuwendung zum Baby genutzt, in der man mit ihm spielt und schmust. Laden Sie dabei das Große zum Mitmachen ein: »Schau mal, die kleinen Zehen, so waren deine auch mal.«

Der »Tragling«

Das Tragetuch bietet viele Vorteile – insbesondere beim zweiten Kind.

In vielen Kulturen werden Babys in den ersten Jahren von den Müttern fast ständig mit sich getragen. Die vielen Vorteile für das Baby und seine Entwicklung wurden vielfach beschrieben. Bewegung stimuliert das Gleichgewichtsorgan; dadurch erhält das Gehirn Reize, die die Bildung spezifischer Hirnstrukturen anregen. Das Tragen fördert außerdem die Entwicklung der Hüftgelenke.

Vielleicht haben auch Sie beim ersten Kind bereits festgestellt, dass es am zufriedensten war, wenn Sie es umhergetragen haben. Vielleicht besitzen Sie bereits ein Tragetuch oder einen Tragesitz und haben damit beste Erfahrungen gemacht: Das Kind war zufrieden darin, es schlief oder betrachtete mit zunehmendem Alter interessiert die Umgebung, und Sie hatten die Hände frei und konnten weitgehend Ihren Verrichtungen nachgehen. Auch beim Einkaufen bevorzugen viele Eltern einen Tragesitz statt des Kinderwagens.

Beim zweiten Kind fallen diese Vorteile noch stärker ins Gewicht. Das Baby ist dabei, hat Körperkontakt und ist in der Regel zufrieden. Es mag sein, dass das Große zunächst mit Eifersucht reagiert, denn wie beim Stillen besteht hier natürlich

eine sehr enge Bindung des Babys zur Mutter. Schenken Sie Ihrem älteren Kind auch ein Tragetuch für sein Puppenbaby und tragen Sie Ihre Babys gemeinsam. Erledigen Sie dabei gemeinsam die Hausarbeit. Oder schenken Sie Ihrem Großen Ihre »freien« Hände und malen oder basteln Sie gemeinsam. So spürt es, dass es selbst dabei gewinnt. Und vielleicht gibt es ja auch eine Rückentrage, in der Papa das große Kind gelegentlich tragen kann?
Auf diese Weise wird das Baby problemlos ins normale Leben integriert. Es ist dabei, ohne dass man sich ständig um es kümmern müsste.

Das Familienleben partnerschaftlich gestalten

Überprüfen Sie die Rollen- und Aufgabenverteilung immer wieder.

Beim zweiten Kind verfestigt sich häufig die Rollenverteilung. Wenn in der Zeit nach der Geburt der Vater nicht intensiv einbezogen war, besteht die Gefahr einer schleichenden »Verabschiedung« von den Alltagspflichten und eine (vielleicht unbewusste) Flucht in die Berufstätigkeit, mit Überstunden, Wochenendarbeit ... Diese Gefahr besteht besonders, wenn Väter sowieso – auch uneingestanden – Schwierigkeiten mit der neuen Familiensituation haben und bei ihnen das Gefühl wächst, selbst zu kurz zu kommen. Der Vater kommt immer später nach Hause, irgendwie »klinkt« er sich aus. Mit der Folge, dass die Mutter noch stärker in ihre Rolle als Familienfrau gedrängt wird und bald das Gefühl bekommt, alles allein machen und regeln zu müssen und rund um die Uhr für die Familie zur Verfügung zu stehen. »Wo bleibe ich?« ist dann eine berechtigte Frage. Und es wundert nicht, wenn sich ein latentes Gefühl der Unzufriedenheit einschleicht.
Überlegen Sie daher von vornherein immer wieder gemeinsam:

- Wie wünschen wir uns unser Familienleben?
- Wie können wir Aufgaben verteilen?

- Was können wir gemeinsam machen?
- Wo bleiben uns noch Freiräume? Wie können wir uns Freiräume schaffen?

Geben Sie auch Ihren Wünschen und Ansprüchen Raum und Zeit.

Überprüfen Sie Ihre Wünsche/Ansprüche regelmäßig. Ziehen Sie wöchentlich Bilanz und planen Sie die nächste Woche vor dem Hintergrund Ihrer Wünsche und den Erfahrungen der vergangenen Wochen. Diese Planungen sollten im Austausch der beiden Partner entstehen. Auf diese Weise werden Väter aktiv am Familienleben beteiligt und es wird ihnen selbstverständlich, auch »mitzudenken«. Das ist Arbeit und Mühe. Aber sie lohnt sich. Denn so entstehen Familienleben, lebendige Beziehungen und Gemeinsamkeit. Und die Organisation des Alltags gelingt besser, effektiver, und auch lästige Aufgaben werden lieber erledigt.

Tipps für die Planung des Alltags

- Bilanz ziehen: Was war in der letzten Woche gut, was nicht?
- Wöchentliche Pläne erstellen: Was ist zu tun? Welche Termine haben wir? Welche Termine hat das große Kind? Wer kann sie übernehmen? Was wollen wir gemeinsam machen?
- Wer könnte helfen, einspringen?
- Welche besonderen Aufgaben stehen an? Gartenarbeit, Fensterputzen, Autoreparatur ...
- Welche besondere Unternehmung machen wir mit unserem großen Kind?
- Wie organisieren wir den Einkauf?
- Was steht beruflich an?

Daneben bewährt sich eine *mittelfristige Planung*, die Familienfeste, Ferien, Anschaffungen, besondere Ereignisse, wie Kindergarteneintritt oder berufliche Veränderungen, betrifft.
Und für den Fall, dass ... gibt es *Notpläne*:

- Wenn ein Kind krank ist, wenn die Mutter krank ist: Wer kann einspringen? Kann der Vater kurzfristig Urlaub nehmen? Oder Verwandte, Großeltern? Gibt es Mütterdienste?

Im Gespräch bleiben
Der Alltag muss bewältigt werden, Tag für Tag, Schritt für Schritt – allzu leicht wird der Schritt zum Trott, die Tage verstreichen, ohne dass man weiß, wo sie geblieben sind. Viel gemacht und doch nichts Richtiges geschafft. Da macht sich leicht Unzufriedenheit breit. Umso wichtiger ist die gemeinsame Planung des Alltags, das Gespräch, die aktive Gestaltung, der ständige Austausch ... und (gemeinsame) Auszeiten.

Schwierige Situationen meistern

Der Angst vor Liebesentzug kann sich in »Störaktionen« äußern.

In bestimmten Situationen wird besonders deutlich, dass das große Kind darunter leidet, nicht mehr allein zu sein, nicht mehr an erster Stelle zu stehen. Akute Ausbrüche der Eifersucht, wie in den Wochen nach der Geburt, lassen zwar nach, doch das Leben mit einem Geschwisterkind ist immer noch verunsichernd und noch lange nicht »normal« für Ihr großes Kind. So kann sich noch längere Zeit immer wieder die Angst vor Liebesentzug in ganz speziellen Verhaltensweisen manifestieren, die täglich – auch mehrmals – aufs Neue eintreten können und kräftezehrend sind. Bevorzugt beim Stillen oder Wickeln des Babys kann es zu »Störaktionen« kommen, zu Versuchen, Ihre Aufmerksamkeit zu erobern.
Statt sich immer aufs Neue zu ärgern und den »Störenfried« gereizt zu ermahnen, sollten Sie sich überlegen, was da vor sich geht und was das Kind zum Ausdruck bringen will.

Wenn das Baby gefüttert wird

Die Mahlzeiten des Neugeborenen, d. h. die dabei vermittelte Innigkeit von Mutter und Baby, sind für das ältere Kind fast immer »schwer auszuhalten«. Es versucht, die Aufmerksamkeit der Mutter zu erobern, indem es bekundet, dringend auf die Toilette gehen zu müssen, oder aber z. B. den Mülleimer auskippt ... Dem älteren Kind diese innige Situation zu »ersparen«, indem das Baby gestillt wird, wenn das Große schläft oder unterwegs ist, löst das Problem nicht. Versuchen Sie daher, Ihr älteres Kind in die Situation mit einzubeziehen. Denn es protestiert, weil es sich ausgeschlossen fühlt.

Beziehen Sie das ältere Kind in die innige Situation ein.

Warum wird das Stillen als so etwas Besonderes betrachtet? Die Mutter kümmert sich doch auch sonst hingebungsvoll um das Baby? Könnte es nicht daran liegen, dass wir Erwachsenen das Stillen selbst als etwas Besonderes sehen, als etwas anderes als z. B. das Wickeln? Doch warum? Wenn wir es selbst als selbstverständlich betrachten und keinen großen Wirbel darum machen, dann nimmt es auch das Kind leichter hin.

Wenn wir dann noch ein paar »Maßnahmen« ergreifen, sollte das Stillen oder Füttern, wenn auch nicht immer ungestört, allmählich doch ganz normal verlaufen

Tipps zur »friedlichen« Gestaltung der Mahlzeiten

- Legen Sie beim Stillen Lieblingsspielzeug und Kassetten für das größere Kind bereit. Nehmen Sie es neben sich in den Arm. Vielleicht können Sie ihm sogar vorlesen. So lassen sich Störversuche und Eifersuchtsanfälle vermeiden.
- Legen Sie eine Kleinigkeit zum Essen für das Kind bereit. Wenn Sie sich selbst ein Glas Wasser oder Saft bereitstellen, denken Sie auch an das Kind, und dann machen Sie einfach alle drei gemeinsam eine kleine Pause mit einer Stärkung.
- Lassen Sie Ihr Kind gleichzeitig seine Puppe stillen.
- Und nicht zuletzt: Lassen Sie es auch mal probieren, das ist kein Problem.

Natürlich kann auch der Vater das Kind in dieser Zeit immer wieder mal »übernehmen«. Doch es wird nicht gelingen, das Kind immer »wegzuorganisieren«. Es muss lernen, dass da nichts Geheimnisvolles abläuft, ihm nichts weggenommen wird und das Stillen keine Bedrohung bedeutet.
Später ist es das Ziel, dass das Baby möglichst rasch am Familientisch mitisst. Erste Beikost lässt sich problemlos von den Familienmahlzeiten abnehmen, z. B. Karotten, zerdrückte Kartoffeln. Auch die Kostumstellung erfolgt beim zweiten Kind oft problemloser und Mütter wissen bald: Babys werden auch groß, wenn sie nicht auf die Minute genau die in den verschiedenen Nährstoffen exakt zusammengesetzten Mahlzeiten bekommen ...

Das Einschlafritual

Wichtig ist es, bewährte Rituale beizubehalten.

... ist heilig und sollte möglichst nicht unter dem Baby leiden. Das wird nicht immer möglich sein, vor allem wenn man ein Kolik-Baby hat. Doch hoffentlich ist abends der Vater da ... Vielleicht kann man das gewohnte Ritual etwas straffen, aber die gemeinsame Zeit der Zuwendung, des Ausklangs des Tages sollte beibehalten werden. Seien Sie dabei ganz bei Ihrem »Großen«, nicht mit einem Ohr beim Baby. Lassen Sie das Kleine auch mal schreien, wenn Sie wissen, dass es kein akutes Problem hat. So erfährt das große Kind, dass auch sein Bedürfnis nach Zuwendung geachtet wird und gelegentlich an erster Stelle steht. Oft macht dann das Große selbst den Vorschlag, dass man zum Baby gehen oder es holen soll.

Wenn Besuch kommt

... zeigt Ihr älteres Kind ganz unterschiedliche Reaktionen. Oft wird voller Stolz »mein Brüderchen« oder »mein Schwesterchen« gezeigt. Das Kind kümmert sich, vor allem, wenn es von Eltern und Besuch gelobt wird, was für ein liebes, großes, umsichtiges Kind es doch schon sei. Auf diese Weise stellt sich

das Erstgeborene selbst mit in den Mittelpunkt und gerät nicht in die Außenseiterrolle. Das ist eigentlich eine ziemlich fortgeschrittene Reaktion.
Es kann aber auch sein, dass das Erstgeborene, wenn Besuch da ist, so richtig aufdreht und nervt. Das Kind drängt sich in den Mittelpunkt, redet immer dazwischen und beschäftigt die Mutter ohne Unterlass. Auch negative Aufmerksamkeit ist Aufmerksamkeit. Und Aufmerksamkeit braucht das Kind – und kann sie ja auch bekommen: Bitten Sie Ihre Besucher, das größere Kind zu beachten und sich ihm besonders zuzuwenden. Oder Sie beziehen es als Eltern selbst ein, indem Sie sich immer wieder an Ihr Kind wenden, es partnerschaftlich an der Bewirtung beteiligen und es so in die Situation einbinden.

Wenn das Baby mobil wird

Entwicklungsbedingte Konflikte zwischen Geschwistern wird es immer wieder geben.

… können die Probleme richtig losgehen. Bisher war ihr älteres Kind »einfach« eifersüchtig, weil das kleine Wesen »halt da war« und die elterliche Aufmerksamkeit abzog. Doch sobald es einmal krabbelt, bricht es zunehmend in die Welt des großen Kindes ein und wird auch noch für das eigene Tun des Erstgeborenen zur Bedrohung. Da müht sich das große Kind, baut und konstruiert konzentriert, wird von den Eltern bestimmt auch angespornt und ist schließlich stolz auf sein Werk – und dann krabbelt das Kleine daher und zerstört strahlend das Bauwerk … Stolz und triumphierend schaut es um sich und die Erwachsenen finden es auch noch niedlich. Wenn das Große dann noch hören muss: »Reg dich doch nicht auf. Er hat es ja nicht so gemeint …« – wie soll es sich da wohl fühlen?
Diese Problematik gilt es von Anfang an zu erkennen und im Vorfeld zu unterbinden. Das größere Kind braucht Schutzzonen. Denn wie sollte es sich selbst schützen oder wehren? Eine verbale Kommunikation zwischen den Kindern funktio-

niert noch nicht. Denn das Kleine – und vielleicht auch das Große – ist dazu der Sprache noch nicht mächtig genug.
Die Kinder dürfen sich nicht permanent stören. Sie sollten sich und ihr Tun zunächst einmal aus sicherer Entfernung beobachten können. Das kann bereichernd sein und jeder hat dabei seinen Erfahrungs- und Forschungsspielraum, der seinen Entwicklungsbedürfnissen entspricht.
Hüten Sie sich von Anfang an davor, immer das große Kind verantwortlich zu machen. Das schürt heftige Aggressionen.

Schutz und Respekt
Jedes Kind will und muss respektiert werden. Man muss es schützen, aber in ihm auch Verständnis für die – entwicklungsbedingten – Bedürfnisse des Geschwisterkindes wecken. Daraus kann Solidarität entstehen, die Basis für ein friedliches Miteinander der Geschwister.

Gemeinsam spielen

Kinder lernen durch Beobachten.

… werden die Kinder anfänglich wenig. Doch sie werden sich zunehmend gegenseitig bei ihrem Tun beobachten. Manche Geschwister werden sich bald hingebungsvoll und über Stunden miteinander beschäftigen, andere nie. Das gemeinsame Spiel kann man im Laufe der Zeit fördern, aber nicht erwarten oder gar erzwingen. Manchmal sind die Persönlichkeiten und die Interessen der Geschwister einfach zu unterschiedlich.
Voller Begeisterung beobachten die Kleinen oft die Großen und sind damit auch »sinnvoll« beschäftigt. Dabei lernt das Kleine unvergleichlich viel. Aber auch manch großes Kind lässt sich vom kleinen Geschwisterkind inspirieren. Eine Kumpanei zwischen den Kindern können die Eltern durchaus fördern. Das wirkt der Eifersucht entgegen und hilft, Respekt für das Geschwisterkind zu entwickeln und es schätzen zu lernen.

Jedem sein eigenes Kinderzimmer?

Es braucht nicht jedes Kind sein eigenes Zimmer.

Kinder halten sich am liebsten dort auf, wo auch die Eltern sind. Allein im Kinderzimmer – das wird erst im späteren Grundschulalter oder gar in der Pubertät aktuell, wenn man sich mit Freunden zurückziehen will. Schlafen würden Kinder ja auch am liebsten mit im Elternbett, aber da sollten sie sicher nicht regelmäßig ihren Platz finden.
In Wohnungen ist als Kinderzimmer meist das kleinste Zimmer vorgesehen. Doch ist das sinnvoll? Bräuchten Kinder nicht, wenn sie sich denn schon viel im Kinderzimmer aufhalten und dort »leben« sollen, viel Platz, um sich zu bewegen, um zu spielen, um ihre Fantasie auszuleben – mehr Platz als die Eltern nachts beim Schlafen? Die Frage, welches Zimmer als Kinderzimmer geeignet ist, stellt sich damit natürlich schon beim ersten Kind.
Bei zwei Kindern ist es heute schon fast die Regel, dass jedes Kind sein eigenes Zimmer hat. Oft planen die Eltern sogar einen Umzug, wenn das zweite Kind erwartet wird. Dabei ist für kleine Kinder, mindestens bis ins Schulalter, ein gemeinsames Kinderzimmer meist besser als zwei getrennte Zimmer. Klar, es gibt immer wieder Zoff und anfangs kann das unruhige Baby das größere Kind auch mal wecken. Doch im Laufe der Jahre überwiegt das Gefühl der Gemeinsamkeit. Nachts sind Kinder gar nicht gern allein. Immer wieder schlüpfen sie zu den Eltern ins Bett und wenn Geschwister da sind, zu ihnen. Kinder suchen nachts Wärme, Geborgenheit, Körperkontakt, Sicherheit. Darum ist es gut, sie gemeinsam in einem Zimmer schlafen zu lassen. Denn es ist schön, sich abends noch »Geheimnisse« erzählen zu können. Vielleicht gibt es später sogar ein Hochbett – das ist für Kinder etwas ganz Tolles. Wenn Eltern flexibel sind, sodass jedes Kind im Zimmer auch seine eigenen Ecken und Bereiche hat, vielleicht durch einen Raumteiler abgetrennt, und die Kinder auch die Möglichkeit

haben, in anderen Bereichen der Wohnung zu spielen, Höhlen zu bauen oder einen Tierpark anzulegen, dann ist das gemeinsame Zimmer eine gute Sache.

Ältere Geschwister brauchen jedoch getrennte Bereiche.

Schwieriger wird es am Ende der Grundschulzeit oder bei großem Altersabstand der Geschwister. Da können sich die Interessen schon sehr ausdifferenziert haben, Freunde werden viel wichtiger, mit denen man nicht einfach nur spielt, sondern redet usw. Da kann so ein Kleines gewaltig stören.

Es gibt aber auch Fälle, wo 14-jährige Jungs, die schon ein eigenes Zimmer haben, nachts zum Schlafen wieder das gemeinsame Stockbett beim kleinen Bruder beziehen … tags wird Unabhängigkeit gelebt, sich abgegrenzt, nachts Geborgenheit gesucht.

Und das Thema Aufräumen? Kinder machen Chaos, in unseren Augen. Dann fordern wir, dass sie aufräumen. Und nichts passiert. Doch es ist tatsächlich so: Kinder sind noch lange überfordert, selber aufzuräumen. Sie haben noch nicht die Strukturen, die Ordnungsvorstellungen, an denen wir uns orientieren. Sie wissen nicht, wo anfangen und nach welchem System vorgehen. Sie sind dankbar für eine Anleitung und machen dann gerne mit. Sie brauchen vorgegebene Strukturen, die gemeinsam wieder hergestellt oder »bestückt« werden: Regale, Kisten usw., um dann wieder aufs Neue »ausgespielt« zu werden.

Gemeinsam mit getrennten Bereichen

Kinder brauchen Freiräume und Lebensräume. Sie brauchen Platz zur Entfaltung. Sie okkupieren Raum, um sich auszuleben. Lassen Sie ihnen möglichst viel Freiheit zum Wohnen und Leben, mit klaren Grenzen, gemeinsamen und getrennten Wohn- und Spielbereichen und gemeinsamen Aufräumritualen.

Special: Unternehmungen mit Papa

Die Familie und gemeinsame Unternehmungen stehen im Vordergrund – das ist klar. Und doch ist die Koalition Vater – Erstgeborenes von besonderer Bedeutung. Gelegentliche gemeinsame Unternehmungen bereichern die Vater-Kind-Beziehung, entlasten die Mutter und geben dem großen Kind das Gefühl, auch etwas »Besonderes« zu sein und besondere Aufmerksamkeit zu bekommen. Bereichert, entspannt und zufrieden können sich abends dann wieder alle miteinander austauschen. Im Folgenden finden Sie einige Vorschläge für solche »Highlights«, die sich vielleicht monatlich einmal einplanen lassen und keinen großen Aufwand und intensive Vorbereitungen erfordern.

Ganz nach Geschmack finden Sie hier Unternehmungen in der Stadt, Erkundungen in der Natur oder besondere Spielaktivitäten. Vielleicht darf das große Kind ja auch einmal einen Freund mitnehmen? Die hier vorgestellten Aktivitäten eignen sich besonders für Kinder von drei bis fünf Jahren. Am Rande solcher Unternehmungen ergeben sich Gelegenheiten für Gespräche, Väter nehmen teil am Leben des Kindes, sie erfahren Wichtiges aus dem Alltag des Kindes, etwa über Kindergartenfreunde, und es entwickelt sich nicht selten ein neuer Blick auf das Kind: Der Vater lässt sich ein auf sein Kind, er nimmt das Kind und seine Welt ernst.

Gemeinsame Aktivitäten stärken die Bindung zwischen Vater und Erstgeborenen.

Die Vorbereitungen sind Teil der Unternehmung und werden von Vater und Kind erledigt. Also nicht Mama die Würstchen einkaufen lassen! Die Planung erfolgt am Wochenende zuvor. Informationen werden zusammengetragen, ein Plan, eine Besorgungsliste erstellt: Wo wollen wir hin? Was wollen wir dort machen? Wie lange brauchen wir? Fahren wir mit dem Auto? Dem Zug? Dem Fahrrad? Was müssen wir mitnehmen? Was müssen wir dazu besorgen? Den Fotoapparat nicht vergessen! Während der Unternehmung macht es Spaß, zu knipsen, ein kleines Tagebuch zu führen – und später gemeinsam ein kleines Fotoalbum anzulegen.

In der Natur

Vielfältige gemeinsame Erlebnisse sind bereichernd für das Kind.

Ganz oben auf der Beliebtheitsskala bei Kindern – und Vätern – steht das Campen. Für Anfänger ist dabei schon der eigene Garten das richtige Quartier. Vielleicht hat Ihnen beiden der erste Versuch Spaß gemacht und Sie wollen allmählich Ihren Aktionsradius erweitern: an den nächsten Badesee, an einen schönen Fluss oder ins nächste Gebirge.
Doch Sie müssen nicht weit fahren, das Campen selber ist das Erlebnis. Die Vorbereitungen, die Auswahl des Platzes, das Zelt aufstellen, Kochen auf dem Gaskocher, abends vielleicht ein kleines Lagerfeuer, sich dann in den Schlafsack kuscheln, die Geräusche der Nacht, das Frösteln im Morgengrauen – so vielfältige Erlebnisse bereichern Ihr Kind. Vielleicht wollen Sie noch eine kleine Nachtwanderung machen und die Sterne beobachten? Und am nächsten Tag den Wald erkunden oder am Fluss Dämme bauen und den Fischen zusehen? Und dabei eine Flaschenpost auf Reisen schicken?
Besitzen Sie ein Fernglas? Dann nehmen Sie es unbedingt mit. Es ist faszinierend, damit Tiere zu beobachten.
Sie wollen nicht über Nacht wegbleiben? Dann machen Sie einen Tages- oder Halbtagesausflug auf einen Bauernhof. Oder gehen Sie mit viel Zeit auf den nächsten Abenteuerspielplatz. Oder gibt es in Ihrer Nähe einen Klettergarten?

In der Stadt

Überlegen und informieren Sie sich: Welche Angebote gibt es in unserer Stadt für Kinder? Gibt es besondere Spielplätze? Spezielle Museumsangebote? Kindertheater? Sportangebote? Was könnte Ihrem Kind besonders gefallen?
Gehen Sie gemeinsam auf Stadt-Entdeckung. Was fällt Ihnen auf? Knipsen Sie eine Foto-Story. Stellen Sie einen Stadtrund-

gang zusammen. Schreiben Sie gemeinsam einen kleinen Stadtführer mit Interessantem für Kinder …
Immer faszinierend für Kinder: ein Besuch auf dem Flughafen. Besichtigen Sie gemeinsam den nächsten Flughafen, die großen Maschinen, die vielen verschiedenen Leute. Wohin gehen die Flüge? Was machen die Menschen dort?
Übernehmen Sie an einem Samstag den Küchendienst: Gehen Sie zunächst gemeinsam auf den Wochenmarkt. Toll, was es dort alles gibt! Wie es duftet und wie herrlich die Farben sind! Viele Früchte und Gemüse kennt Ihr Kind noch nicht. Erklären Sie ihm, lassen Sie es daran riechen und kaufen Sie mal etwas Unbekanntes ein. Stellen Sie ein Menü zusammen, kaufen Sie dafür ein und bereiten Sie es zu Hause als Überraschung für Mama zu.
Und ein beliebter Dauerbrenner: Flohmärkte besuchen und auf dem Flohmarkt verkaufen.
Wie wär's mit einem Besuch an Papas Arbeitsplatz? Ihr Kind findet es bestimmt sehr interessant und möchte genau wissen, was Sie dort den ganzen Tag machen.

Spielideen nicht nur für verregnete Wochenenden

Gemeinsame Aktionen – fantasievolles Spielen und Bewegen – sind für Kinder toll.

Nehmen Sie sich auch zu Hause mal einen ganzen Tag Zeit für Ihr großes Kind. Kinder haben Lieblingsspiele. Also spielen Sie doch mal einen Mittag lang Memory. Oder ein Spiel nach dem anderen – so lange, wie Ihr Kind will.
Aber Sie können auch neue Ideen ins Spiel bringen: selber einen Kaufladen zusammenstellen und nach Herzenslust spielen.
Oder ein Zirkusprogramm einstudieren. Davon sind Kinder begeistert. Das kommt ihrem Bedürfnis nach Bewegung entgegen, gleichzeitig können sie ihrer Fantasie freien Raum lassen, sich verkleiden, Clownereien erfinden usw.
Auch eine Detektivgeschichte erfinden und umsetzen, z. B. mit verschiedenen Utensilien Geräusche machen und das Ganze auf Kassette aufnehmen, ist eine tolle Beschäftigung.

Warum Großeltern so wertvoll sind

Oma und Opa – abgeklärt, mit viel Zeit und ruhigem Lebensstil: Ein Bild aus vergangenen Zeiten, das heute meist ganz anders aussieht. Großeltern stehen mitten im Leben, auch »Oma« ist oft berufstätig und wenn beide schon im Rentenalter sind, dann sind sie häufig auf Achse und wollen noch »etwas haben« vom Leben.

Die Beziehung zu den Großeltern ist in vielerlei Hinsicht einzigartig.

Doch Großeltern freuen sich auch, wenn Enkelkinder kommen, und wenn sie in der Nähe leben, haben sie oft zum ersten Enkelkind eine besonders innige Beziehung aufgebaut. Wenn sie sich Zeit nehmen und manches gemeinsam unternehmen, bedeutet dies eine Bereicherung für beide Seiten. Und für die Eltern ist es eine enorme Entlastung, wenn Großeltern gelegentlich babysitten oder das Kind auch mal am Wochenende »übernehmen«. Gerade Großväter, die bei den eigenen Kindern meist wenig Zeit hatten oder »rollenbedingt« distanziert waren, gehen oft eine sehr enge Beziehung zum Enkelkind ein. Manchmal entsteht da eine richtige Kameradschaft, gemeinsame Hobbys tun sich auf, man geht zusammen auf den Fußballplatz oder zum Angeln …

Es ist von unschätzbarem Wert, wenn diese besondere Beziehung beibehalten oder gar intensiviert wird, wenn ein Geschwisterkind geboren wird. Es ist eine Bereicherung für beide Seiten:

Für das Kind:

- Ein stabiler Bezugspunkt bleibt in Zeiten starker Veränderungen bestehen.
- Andere Meinungen und Lebenserfahrungen erweitern den Horizont des Kindes.
- Es erfährt etwas über die eigenen Eltern aus anderer Perspektive, ein Stück Familiengeschichte entwickelt sich.
- Es erfährt eine besondere Form der Geborgenheit.

- Es erlebt eine andere Art zu leben, den Alltag zu gestalten, zu feiern usw.
- Großeltern haben »Erfahrung«, manch andere Sichtweise, sie sind oft ruhiger und gelassener als die Eltern.
- Großeltern erschließen dem Kind neue Lebensbereiche.
- Großeltern haben Zeit.

Für die Großeltern:

- Das Enkelkind bringt Spaß und Lebensfreude.
- Es ist dankbar für die gemeinsame Zeit und an allem interessiert.
- Es hört gern zu und mag Geschichten von früher.
- Es gibt Anstöße, über das eigene Leben nachzudenken.

Was Großeltern bieten können

Sie können Konstanz, Kontinuität und Sicherheit bieten, dem großen Kind Zuflucht und Hort sein. Hier ist es nicht »abgemeldet«, sondern erfährt uneingeschränkte Zuwendung. Besonders wertvoll sind regelmäßige Zeiten, feste Termine, die den Wochenplan des Kindes strukturieren.

Oma und Opa bieten einen Ort der uneingeschränkten Zuwendung für das ältere Kind.

- Bei den Großeltern ist das große Kind »wichtig«, es ist ein gleichberechtigter Partner.
- Es wird an den Aufgaben der Großen beteiligt. Man hat Zeit zum gemeinsamen Einkaufen, zum gemeinsamen Kochen, man arbeitet zusammen im Garten oder bastelt für Weihnachten.
- Es gibt viel Zeit für Gespräche und gemeinsame Spiele.
- Es gibt manche gemeinsamen sozialen Kontakte, z. B. zu den Nachbarn, zu Freunden der Großeltern usw.
- Das Kind lernt so manches, z. B. mit Opa ein Fahrrad reparieren, mit Oma Kuchen backen …
- Und es entsteht ein »Wir-Gefühl«, auch gegenüber den Eltern: Wir helfen der Mama, wir übernehmen mal das Kleine …

Was Großeltern beachten sollten

Eltern und Großeltern sollten sich über Grundsätze der Erziehung verständigen.

Von unschätzbarem Wert ist ein offenes Verhältnis zwischen Eltern und Großeltern, in dem mögliche frühere Unstimmigkeiten bereinigt worden sind. Noch besser ist es, wenn über Grundsätze der Erziehung und des Umgangs mit dem Kind Übereinstimmung besteht.

Keinesfalls sollten die Großeltern den Kindern ins Leben »hineinreden« und ihnen möglicherweise unterschwellig Vorwürfe, auch in Fragen der Erziehung, machen.

Sehr wichtig ist es, dass die Großeltern frühzeitig für sich selbst wie auch mit den Eltern abklären, welche Rolle sie übernehmen wollen bzw. können und auch welchen Zeitaufwand sie dabei leisten können oder wollen.

Achtung vor Konflikten

Wenn Eltern und Großeltern schon im Vorfeld die Rollen absprechen und wichtige Grundsätze der Erziehung klären, entstehen viele Konflikte erst gar nicht. Eltern sollten unerwünschte Verhaltensweisen der Großeltern im Umgang mit dem Enkel nicht »schlucken«, nur um die Entlastung nicht aufs Spiel zu setzen. Wichtig ist es, immer im Gespräch zu bleiben, damit sich keine unterschwelligen Vorwürfe oder Missbilligung aufstauen.

Zank, Streit und Solidarität – Geschwisterbande

Den Bruder oder die Schwester kann man sich nicht aussuchen. Da kommt plötzlich ein Geschwisterkind und man soll sich mit ihm anfreunden – wie schwierig das sein kann und welch ambivalente Gefühle entstehen, wurde in den vorhergehenden Kapiteln beschrieben. Die Geschwisterbeziehung ist eine ganz besondere Beziehung, es ist die längste Beziehung im Leben des Menschen. Einige erleben sie als eine Beziehung voller Vertrautheit und Nähe, andere als ständige Quelle von Eifersucht und Verrat. Auf jeden Fall haben Geschwister einen wichtigen und nachhaltigen Einfluss aufeinander – in vielerlei Hinsicht.

Die Bedeutung der Geschwisterbeziehung

Die Geschwisterbeziehung gilt als die längste Beziehung im Leben eines Menschen. Andere Beziehungen kann man beenden, doch diese Beziehung wirkt selbst dann noch fort, wenn zwischen den Geschwistern kein Kontakt mehr besteht. Damit hat sie etwas Schicksalhaftes. Sie kann das Leben eines Menschen im schlimmsten Fall überschatten, wenn er die ganze Kindheit hindurch unter einem Geschwisterkind gelitten hat, sie kann aber auch eine lebenslange Bereicherung sein, weil immer ein Hort, eine Zuflucht zu einem überaus vertrauten Menschen existiert. In kaum einer anderen Beziehung kann eine solche Intimität und Nähe erreicht werden, begleitet von sehr ambivalenten Gefühlen.

Intimität, Nähe und ambivalente Gefühle kennzeichnen die Beziehung der Geschwister.

Geschwister – ein Leben lang

Die Geschwisterbeziehung hat in verschiedenen Altersstufen jeweils eine unterschiedliche Funktion.

In der Kindheit und Jugend ist für die Geschwister vor allem die gegenseitige emotionale Unterstützung wichtig. Es entstehen Kameradschaft und Freundschaft: Man hilft sich und steht einander gegenüber Dritten bei. In der Auseinandersetzung und im Streit miteinander geht es meist darum, wer bestimmt (Dominanz) und die Kontrolle hat.

Im frühen und mittleren Erwachsenenalter besteht häufig ein kameradschaftliches Verhältnis, wobei durchaus Rivalitäten (beruflicher Werdegang, Anerkennung durch die Eltern) bedeutsam sein können. Man diskutiert über wertorientierte Themen, wobei verschiedene Einstellungen nun gleichberechtigt nebeneinander stehen können.

Im späteren Alter steht man sich weiter bei, die Vertrautheit überwiegt, das Verhältnis wird ruhiger, man hilft sich, wenn nötig. Manchmal kommt es aber auch vor, dass Geschwister sich völlig entfremden und gar kein Kontakt mehr besteht.

Wie Eltern die Geschwisterbeziehung fördern können

Das Elternverhalten bestimmt die Qualität der Geschwisterbeziehung mit.

Eine Geschwisterbeziehung ist nicht plötzlich »da«, sondern sie muss wachsen und in positiver Weise gefördert werden. Das ist zunächst die Aufgabe der Eltern. Etwa bis das kleine Kind eineinhalb Jahre alt ist, müssen sie die Geschwisterbeziehung regeln, indem sie den Ansprüchen beider Kinder gerecht werden. Bis zum Ende des zweiten Lebensjahres baut sich dann zwischen den Geschwistern eine von den Eltern unabhängige Beziehung auf.
Das Verhalten der Eltern spielt aber in der gesamten Kindheit eine wichtige Rolle für die Qualität der Geschwisterbeziehung und ihren Umgang miteinander. Beide Kinder brauchen eine sichere, verlässliche Bindung an die Mutter, um auch untereinander eine starke Anhänglichkeit zu entwickeln. Sie müssen erleben, dass jedes für sich von beiden Elternteilen angenommen wird und sich die Eltern auch untereinander im Umgang mit ihren Kindern einig sind. Stark nachteilig für die Geschwisterbeziehung ist eine Ungleichbehandlung der Kinder durch die Eltern, die nicht allein durch Alters- bzw. Bedürfnisunterschiede begründet ist.

So unterstützen Sie die Geschwisterbeziehung

- Vergleichen Sie Ihre Kinder nicht miteinander oder gar gegeneinander.
- Regen Sie gemeinsame Aktivitäten unter Geschwistern an, ermutigen Sie aber auch jedes Kind, sein eigenes Potenzial zu entfalten und ein eigenes Leben zu führen.
- Lassen Sie petzen nicht zu oder fördern es gar, sondern überlassen Sie den Kindern eigene Konfliktlösungsmöglichkeiten.

Der Platz in der Geschwisterreihe

Vieles ist erforscht und geschrieben worden über »den Rebell«, das Nesthäkchen, »das Sandwichkind« und das leistungsorientierte Erstgeborene. Vieles mag stimmen, es kann aber auch die Gefahr bestehen, dass manches verallgemeinert und in einer Familie dem jeweiligen Kind sein »geschwistertypisches« Verhalten zugeschrieben wird – ohne die individuelle Persönlichkeit des Kindes zu berücksichtigen und einen Blick auf das besondere Miteinander innerhalb einer Familie zu werfen. Denn jede Familie hat auch ihre einzigartige soziale Struktur. Tatsache ist, dass sich mit der Geburt jedes Kindes das Beziehungsgefüge in einer Familie verändert. Die Aufmerksamkeit der Eltern, vor allem der Mutter, wendet sich vom älteren Kind ab und dem neuen zu.

Erstgeborener oder Nesthäkchen – gibt es jeweils typische Verhaltensweisen?

Auch bestimmte typische Verhaltensweisen lassen sich durchaus feststellen. So übernehmen die ältesten Kinder gerne Verantwortung und die jüngsten erhalten, besonders wenn sie mit einigem zeitlichen Abstand geboren werden, als Nesthäkchen besondere Aufmerksamkeit. Am schwierigsten gestaltet sich die Suche der Sandwichkinder, der mittleren Kinder, nach ihrer eigenen Stellung, Nische und Identität.

Das erste Kind erlebt natürlich eine ganz besondere Situation, indem es zunächst die alleinige Aufmerksamkeit der Eltern erhält. Dann folgt die Entthronung (siehe S. 66 ff.), wenn nach der Geburt des Geschwisterchens dieses »süße, niedliche« Baby im Vordergrund steht. Kommt aber ein drittes Kind, dann wird es schwierig, vor allem wenn es bald kommt. Dann besteht tatsächlich die Gefahr, dass das mittlere Kind emotional zu kurz kommt und das Gefühl entwickelt, von keinem geliebt zu werden. Die Identitätssuche gestaltet sich gerade für Zweitgeborene oft besonders schwierig, da mittlere Kinder sowohl mit älteren wie mit jüngeren Geschwistern Rivalitätskonflikte (siehe S. 106) austragen müssen.

Durch bewusstes Verhalten und bestimmte Grundsätze im Umgang mit den Kindern (siehe S. 126 f.) können Eltern hier viel bewirken. Die Eltern müssen aufmerksam sein, doch sie müssen kein schlechtes Gewissen diesem Kind gegenüber haben. Schon immer sind Kinder in ihrer Geschwisterstellung groß geworden – ohne seelische Beschädigung und ohne dass ihr Lebensweg dadurch beeinträchtigt worden ist.

Viele andere Faktoren prägen zudem die Entwicklung, wie das individuelle Temperament, die Fähigkeiten und Talente und eben das Erziehungsverhalten der Eltern – in verschiedener Hinsicht. Denn Eltern selbst behandeln ihre Kinder je nach Rang verschieden – auch abhängig von der Zeit und den jeweiligen Lebensumständen.

Der Platz in der Geschwisterreihe ist nur ein Faktor in der kindlichen Entwicklung.

Zu beachten ist auch, dass Mutter und Vater selbst von ihrer Geschwisterstellung geprägt sind und ebenfalls manches »mitbringen«, was sie ganz unbewusst auf die Kinder übertragen. Daneben bilden sich vielfältige, und wechselnde, innerfamiliäre Strukturen. Kinder – und Elternteile – können Koalitionen bilden und Stabilität und Achtung verschaffen. Auch eine enge Beziehung zu einem Freund kann mit zunehmendem Alter sehr vieles »auffangen«.

Jedes Kind hat seine Individualität

Inwieweit die Geschwisterreihe tatsächlich Einfluss auf die individuelle Persönlichkeitsentwicklung jedes Kindes nimmt, kann nicht genau definiert werden. Zu viele andere Faktoren, ganz wesentlich die individuellen Wesensmerkmale, aber auch die Bewusstheit der Eltern im Umgang mit ihren Kindern, sowie äußere Faktoren – wenn die Eltern beispielsweise von einem Kind besonders stark in Anspruch genommen werden, z. B. wegen einer chronischen Krankheit – spielen dabei ebenfalls eine wesentliche Rolle.

Wenn es bei zwei Kindern bleibt

Wenn es bei zwei Kindern bleibt, lässt sich häufiger beobachten, dass das ältere vernünftiger, aber auch verschlossener, manchmal auch überheblicher ist als das zweite, das oft offener und extrovertierter ist, bereitwilliger teilt und Kompromisse schließt, sich aber durchaus auch lautstark durchsetzen will und weniger argumentativ »arbeitet«.
Bei zwei Kindern sollten Eltern verstärkt darauf achten, dass das Große nicht dauerhaft zu kurz kommt und immer als »vernünftig« eingeordnet wird.
Erkennen und beachten Sie, dass jedes Ihrer Kinder durch sein Alter, seine Bedürfnisse, seinen Charakter einzigartig ist. Behandeln Sie jedes Kind bewusst nicht in seiner Rolle in der Geschwisterreihe, sondern individuell, indem Sie z. B. auch dem Kleinen Verantwortung übertragen und auch das Große mal verhätscheln.

Jedes Kind sollte in seiner Besonderheit wahrgenommen werden.

Geschwister – und doch grundverschieden

Immer wieder sind Eltern verblüfft, wie verschieden ihre Kinder sind – obwohl sie doch die »gleichen Gene«, das gleiche soziale Umfeld und die gleiche Erziehung haben. Wenn die Geschwister ein sehr unterschiedliches Wesen haben, erleichtert dies das Familienleben in den meisten Fällen nicht gerade und stellt auch die Eltern vor besondere Herausforderungen, da die Gefahr fester Rollenzuschreibungen besteht.

Zuschreibungen der Eltern

Viele Faktoren tragen dazu bei, dass sich Geschwister unterschiedlich entwickeln. Neben den Genen und der Geschwisterfolge (siehe oben) sind es auch die Rivalitätskonflikte, der Wunsch sich abzugrenzen, und die – meist unbewussten –

Reaktionen der Eltern auf das Verhalten ihrer Kinder. So weiß man heute, dass Eltern die Verschiedenheit ihrer Kinder durch Zuschreibungen fördern: der Sportliche, der Vernünftige, der Forscher, der Musische, der Ruhige, der Kultivierte, der Draufgänger, der Spaßmacher – Eltern sehen ihre Kinder gern in klar definierbaren Rollen, vor allem, wenn es Aspekte der Persönlichkeit sind, die sie selbst schätzen und die sie vielleicht selbst leben oder gern gelebt hätten. Kinder spüren dies und entwickeln auf diese Weise schon früh ein Bewusstsein der eigenen Persönlichkeit. Individuelle Neigungen und elterliche Zuschreibungen wirken dabei zusammen.

Individuelle Neigungen und elterliche Zuschreibungen wirken zusammen.

Während Einzelkinder häufig alle Erwartungen ihrer Eltern erfüllen sollen, also sowohl intellektuell interessiert als auch sportlich, musikalisch usw. sein sollten, können Geschwisterkinder den Vorteil haben, jeweils »nur« einen Aspekt, der ihnen auch entspricht, erfüllen zu müssen. Den Geschwistern selbst gibt dies wiederum die Möglichkeit, sich voneinander abzusetzen und etwas »Besonderes« zu sein. Die in der Persönlichkeit des Kindes angelegte Individualität zu fördern ist daher durchaus empfehlenswert und gibt jedem Kind die Möglichkeit, seine eigenen Stärken zu entwickeln.

Jedes Kind ist einzigartig

Trotz sehr vieler gleicher Voraussetzungen, die Geschwisterkinder haben, können extreme Unterschiede in der Entwicklung und im Verhalten der Kinder auftreten. Eigentlich kein Wunder – jedes Kind bekommt eine individuelle Mischung der Gene von Vater und Mutter. Auch die sozialen und familiären Strukturen, in die das Kind hineingeboren wird, sind jeweils anders. Und nicht zuletzt gibt es die viel beschworene Gleichbehandlung aller Geschwisterkinder faktisch nicht.

Das Wesen des Kindes, die Geschwisterfolge, die Wunschbilder und Interpretationen der Eltern geben einen Rahmen vor, innerhalb dessen sich ein Kind entfalten kann oder muss. Manche Psychologen sind trotz all der Diskussionen um die Geschwisterfolge der Meinung, dass jedes Kind von seinen Eltern auch ein Stück weit als »Einzelkind« behandelt wird. Keines der Geschwister hat sozusagen den gleichen Vater und die gleiche Mutter. Denn für jedes Kind sind die Eltern anders. Sie reagieren auf die individuellen Eigenschaften eines jeden Kindes verstärkend oder bremsend. Sie haben sich von einer Geburt zur anderen weiterentwickelt, sind in ihrer eigenen Persönlichkeit, ihren Einstellungen und durch ihre Erfahrungen gereift. Und es ist jeweils auch vom Alter des Kindes abhängig, wie sich Eltern ihnen gegenüber verhalten. So sind sie bei jüngeren Kindern z. B. oft viel geduldiger, was ältere als sehr ungerecht empfinden.

Darauf sollte man gefasst sein:
Manche Geschwister können einfach nicht so gut miteinander, sie verstehen sich nicht. Das kann der Fall sein, wenn sie von ihrer Veranlagung und damit auch von ihren Interessen her sehr verschieden sind.

Geschwisterrivalität – Geschwistersolidarität?

Aus anfänglicher Eifersucht kann sich Rivalität entwickeln.

Aus der offenen Eifersucht der ersten Zeit kann im Laufe der Jahre Geschwisterrivalität entstehen.
Geschwisterrivalität gab es schon immer, man denke nur an die biblische Geschichte von Kain und Abel. Vermutlich liegt die Wurzel des Konflikts im andauernden Kampf der Geschwister um die Liebe der Eltern. Die Kinder wetteifern um Lob, Anerkennung, Liebe, elterliche Zeit … Größere Geschwister

rivalisieren, weil sie sich miteinander vergleichen. Rivalität kann sich – vor allem bei größeren Kindern – subtil als unterschwellige Aggressivität, als Petzen oder bewusstes Unterlassen von Hilfestellungen (z. B. bei Hausaufgaben) äußern, sie kann sich aber auch in heftigsten Beschimpfungen bis hin zu Handgreiflichkeiten manifestieren.

Werden die Kinder häufig miteinander verglichen, wächst das Bedürfnis nach Abgrenzung.

Die Rivalität ist häufig besonders stark ausgeprägt, wenn die Geschwister vom Alter her eng beieinander sind und dasselbe Geschlecht haben. Sie werden oft miteinander verglichen und darum ist das Bedürfnis nach Abgrenzung besonders intensiv. Rivalität zeigt sich in der Regel zunächst beim älteren Geschwisterkind und äußert sich durch aggressive, feindselige Verhaltensweisen gegenüber dem jüngeren. Doch wenn das Größere Privilegien besitzt und das Kleine das Gefühl hat, »zu kurz« zu kommen, können Rivalitäten auch vom jüngeren Kind ausgehen. Mit zunehmendem Alter beider Kinder lässt die Rivalität meist nach; wenn jedes Kind eigene Wege geht und eigene Freundschaften aufbaut, wird es besser.

Studien haben gezeigt, dass das Verhalten der Eltern bei der Entstehung von Eifersucht bzw. Rivalität eine wichtige Rolle spielt. Sie können Rivalitäten durch ihr Verhalten wecken und fördern, aber auch ausgleichend wirken.

Der Kampf um die elterliche Zuneigung und Anerkennung scheint unabhängig von der Stellung in der Geschwisterreihe eine Rolle bei der Persönlichkeitsentwicklung zu spielen. Es geht für jedes Kind darum, sich abzugrenzen und seine Individualität auszubilden. Besonders heftig kann die Rivalität werden, wenn ein Kind aufgrund besonderer Begabungen sehr hohe Leistungen erbringt oder z. B. aufgrund einer Lernschwäche besonderer Aufmerksamkeit bedarf.

Manchmal wird Rivalität in einer Familie oder unter Geschwistern tabuisiert, die Gefühle werden unterdrückt, können aber durchaus unterschwellig weiter bestehen. Schlimm ist es, wenn sich ein Kind dann innerlich zurückzieht. Wenn ein Kind über längere Zeit besondere Aufmerksamkeit beansprucht, z. B. wegen Krankheit, dann können sich beim anderen ebenfalls Verhaltensprobleme einstellen, die sich oft außerhalb der Familie äußern, im Kindergarten oder in der Schule.

Was zur Rivalität beiträgt

- Wenn Eltern die Kinder offen oder verdeckt vergleichen. Die daraus resultierende Rivalität besteht oft bis ins Erwachsenenalter fort.
- Wenn ein Kind sehr dominant ist und das andere – auch ohne direkte Unterstützung der Eltern – immer wieder »unterbuttert«.
- Wenn ein Kind aufgrund besonderer Umstände besondere Aufmerksamkeit von den Eltern erhält.
- Wenn ein Kind schulisch deutlich schwächer ist als das andere, obwohl es sich bemüht.
- Wenn ein Kind sozial – oder auch aufgrund seiner äußeren Erscheinung – außerhalb der Familie besser ankommt.

Rivalität wird häufig nur einseitig erlebt, wenn ein Kind sich unterlegen, schwächer, übergangen, gar ausgegrenzt und damit weniger geliebt fühlt.

Wie Eltern ausgleichen können

- Vergleichen Sie Ihre Kinder nicht und streichen Sie keine Unterschiede heraus.
- Vermeiden Sie unbedachte Bemerkungen, die die Eifersucht verstärken könnten.
- Fördern Sie den Konkurrenzkampf unter Ihren Kindern nicht, betrachten Sie ihn auch nicht als ein motivierendes »Anspornen«.
- Gehen Sie auf jedes Kind individuell ein und betrachten Sie es als eigenständige Persönlichkeit – nicht in Bezug auf das Geschwisterkind.

Die Geschwisterbeziehung ist eine Beziehung fürs Leben, das wurde oben bereits ausgeführt. Manchmal führt sie zu einer lebenslangen Rivalität. Denn so wie man sich diese Beziehung nicht aussuchen kann, kann man sie letztlich auch nicht wirklich definitiv beenden. Im schlimmsten Fall schwebt immer irgendwo der Schatten des großen klugen Bruders oder des kleinen verwöhnten Nesthäkchens und man fragt sich in verschiedenen Lebensphasen immer wieder, warum diese den Eltern vielleicht näher waren – oder war es gar nicht so? Aus der Distanz, im Erwachsenenalter, mögen die Gefühle der Zurücksetzung immer noch virulent sein, doch die verstandesmäßige Annäherung und eine reflektierte Auseinandersetzung können ermöglichen, diese spezielle Geschwisterbeziehung einigermaßen zu verarbeiten.

»Friedliche Koexistenz« kann die Basis für Solidarität sein.

In der Kindheit jedoch liegt es an den Eltern, durch ein umsichtiges Verhalten jedes Kind wertzuschätzen und die Kinder anzuleiten, zu einem sozialen Miteinander zu finden. Vielleicht muss man in manchen Familien akzeptieren, dass die Geschwister einfach nicht so gut miteinander können. Doch eine »friedliche Koexistenz« muss möglich sein. Und wenn die Kinder lernen, miteinander auszukommen, erwächst daraus vielleicht später auch eine gewisse Solidarität.

Friedliche Koexistenz statt Rivalität

Rivalitäten können auch von außen in die Familie hineingetragen werden. Das Leistungsdenken, das in unserer heutigen Zeit so zentral ist, wirkt sich auf das Miteinander der Geschwister aus. Daher sollten Eltern sich bemühen, die individuelle Stärke jedes ihrer Kinder zu betonen und wertzuschätzen. Für Kinder ist es wichtig, ihre eigenen Stärken zu erkennen und zur Geltung zu bringen, sich durchzusetzen, aber auch Kompromisse zu schließen.

Geschwister – treibende Kraft für die Entwicklung?

Spielen, streiten, voneinander lernen – das bringt das Geschwisterleben mit sich.

Wenn sich im Laufe der Zeit das Familienleben einspielt und harmonisiert, profitieren Geschwister stark voneinander. Indem sie miteinander spielen, streiten und sich solidarisieren, lernen sie voneinander – je nach Altersabstand, Naturell und Geschlecht natürlich in unterschiedlicher Weise.

Denn Geschwister sind, überspitzt gesagt, nicht nur zum Streiten da. Sie sind auch nicht »nur« Spielkameraden, sondern übernehmen untereinander eine Lern- und Modellfunktion. Kinder lernen von Kindern besonders gut, das weiß man heute. Nichts bietet einem Baby mehr Anregungen als ältere Geschwister. Das Kleine versucht das Größere zu imitieren und tritt in einen Wettbewerb. Kinder spielen miteinander immer wieder das Gleiche, was eine ideale Förderung ist. Das größere Kind beschäftigt das Kleine durch seine bloße Anwesenheit. Kinder haben untereinander besondere Kommunikationskanäle – so können sie einander trotz Zank und Streit im nächsten Moment Geborgenheit und Nähe bieten – was wiederum, das weiß man heute, die Entwicklung fördert.

Geschwister haben auch einen wichtigen Einfluss auf die Identitätsbildung eines Kindes. Hier entwickeln sich im Umgang miteinander in den frühen Lebensjahren Verhaltensmuster, die oft lebenslang bestimmend bleiben und das Selbstbild entscheidend prägen.

Geschwister können auch entwicklungsfördernd wirken, wenn Eltern nicht alle Kinder über einen Kamm scheren, sondern ihnen durch ihre Verschiedenheit auch ihre unterschiedlichen Talente bewusst werden und sie diese fördern.

Und wenn Sie gelegentlich den Eindruck haben, dass Ihre Kinder sich durch ständigen Streit in ihrer Entwicklung eher hemmen, dann hilft nur eines – und das ist durchaus anzuraten: Abstand schaffen. Eltern müssen sich nicht scheuen, ihre Kinder auch mal zu trennen.

Geschwisterliebe muss wachsen

Lieben sie sich denn gar nicht?, fragen sich Eltern angesichts heftigst streitender Geschwister. Die Sache ist vielschichtig. Denn zum einen können die Geschwister einander in der nächsten Minute gegenüber Dritten wieder felsenfest beistehen, auch abends bei einem Gewitter geben sie sich gegenseitig Schutz, während sie sich im Alltag vielleicht meist aus dem Weg gehen. Geschwisterliebe kann ganz unterschiedlich ausgeprägt sein und verändert sich im Laufe der Kindheit und Jugend – und sie kann sich auch noch im Erwachsenenalter verändern.
Die Liebe – und die Achtung – zwischen Geschwistern wird aus dem täglichen Miteinander geboren. Man kann sie nicht verordnen. Sie braucht Zeit und Raum zum Wachsen. Sie braucht einen Raum, in dem es erlaubt ist, Gefühle, auch negative, auszudrücken – daher ist es so wichtig, dass die Eltern bei der Ankunft eines Geschwisterkindes dem Älteren Raum geben, seine Eifersucht auszudrücken (siehe S. 50 f.). Und im Laufe der Jahre kann Geschwisterliebe am besten gedeihen, wenn die Eltern jedem Kind mit Respekt begegnen, es so annehmen, wie es ist und den Geschwistern aus diesem Vorbildverhalten heraus Raum lassen, ihre Geschwisterbeziehung selbst zu gestalten.

Die Geschwisterbeziehung braucht Zeit und Raum zum Wachsen.

Was Geschwister sich geben

- Trost: Bei allem Streit, bei aller Rivalität – Geschwister können sich ineinander hineinversetzen und sich trösten. Wenn es wirklich »schlimm« ist, stehen sie zueinander.
- Hilfe ist selbstverständlich, auch – manchmal gerade – wenn Eltern nicht zusehen. Eigenschaften wie Hilfsbereitschaft oder Fürsorglichkeit entwickeln sich in den ersten 18 Lebensmonaten durch die Orientierung an Vorbildern. Das bedeutet, dass Eltern Raum für geschwisterliche Hilfe lassen sollten.

- Solidarität/Loyalität der Geschwister ist etwas sehr Wertvolles. Sie wächst trotz aller Rivalität und kann von den Eltern gefördert werden. Wenn Kinder den Eltern gegenüber solidarisch sein dürfen, wenn sie sich z. B. beide ungerecht behandelt fühlen, dann entsteht ein Band, das auch außerhalb der Familie trägt und verbindet. Nach außen zeigen sich Geschwister fast immer solidarisch, z. B. auf dem Spielplatz. Wo sie nicht unter den Augen der Eltern sind, stehen sie füreinander ein.

Was die Jahre bringen werden

Eine glückliche Familie sein – das war der Traum und der Beweggrund dafür, zwei – oder mehr – Kinder zu haben. Die Kinder spielen miteinander, die eigene Familie bildet eine kleine heile Welt, ein Hort der Harmonie, ein Rückzugsort angesichts der immer schwierigeren Welt »draußen«. Der Alltag sieht oft anders aus. Eltern sein, Kinder haben, zur Familie wachsen, das ist eine ständige Herausforderung. Viele Probleme können im Umgang miteinander auftreten, Konflikte, Streitigkeiten und Krisen – manchmal werden die Eltern an sich zweifeln, doch in einem positiven Familienklima hat jeder die Chance, an seinen Aufgaben zu wachsen und sich zu entfalten.

Die Sache mit der Elternliebe: Wen habt ihr lieber?

Diese gefürchtete und für Eltern oft unverständliche Frage können Kinder vehement und immer wieder stellen. Natürlich lieben wir euch beide gleich, werden die Eltern entrüstet antworten, doch wenn sie ehrlich in sich hineinhorchen, werden viele zugeben müssen, dass es durchaus Zeiten gibt, in denen ihnen das eine Kind näher ist als das andere. Mit zunehmendem Alter – und besonders in der Pubertät – kann es vorkommen, dass man mit einem Kind besonders intensive Auseinandersetzungen erlebt. Es kommt auch vor, dass ein Kind über längere Zeit so »nervt«, dass Eltern sich tatsächlich dem anderen Kind stärker zuwenden. Und manchmal braucht ein Kind auch mehr Zuwendung, z. B. wenn es krank ist. Das hat nichts mit wirklicher Liebe der Eltern zu tun. Denn wenn das weniger beachtete Kind die elterliche Hilfe braucht, wird es sie auch bekommen. Doch Kinder haben ein höchst feines Gespür für solche Nuancen der elterlichen Zuwendung.

Kinder haben ein feines Gespür für die Nuancen der elterlichen Zuwendung.

»Nesthäkchen« und »Sündenbock«?

Allerdings darf kein Kind über längere Zeit das Nachsehen haben und es darf kein »Lieblingskind« geben. Die Gefahr mag bestehen, wenn ein Kind ein umgänglicheres Wesen oder besondere Begabungen hat. Und dann gibt es tatsächlich Kinder, die einfach ein bisschen schwieriger sind. Wenn es in der Familie starke Rollenzuschreibungen gibt, besteht die Gefahr, dass ein Kind zum »Sündenbock« oder zum »schwarzen Schaf« der Familie wird. Wie kann das betroffene Kind da wieder herausfinden? Schließlich nehmen Kinder Rollen zunächst an – und verhalten sich dann erst recht so. Bald hält sich das Kind selbst für »schlechter«, für weniger wertvoll. Kinder haben viele Begabungen, viele Wesenszüge. Beschränken Sie Ihr Kind daher niemals auf eine Eigenschaft, seien Sie vorsichtig mit Ihren

Zuschreibungen und beobachten und fördern Sie Ihr Kind in seinen Stärken.
Problematisch ist auch, wenn ein Kind, das vielleicht recht problemlos und selbstzufrieden scheint, über längere Zeit einfach relativ unbeachtet »mitläuft«. Denn dann ist die Gefahr groß, dass plötzlich nichts mehr problemlos läuft!
Dass einem das eine Kind zeitweise näher ist als das andere, ist normal. Hilfreich ist es, sich eine solche Situation immer wieder bewusst zu machen und zu hinterfragen, wie lange sie schon anhält und warum es eigentlich so ist. Wäre das andere Kind vielleicht viel zugänglicher, wenn man sich mehr mit ihm beschäftigen würde?
Und vor allem: Niemals darf man einem Kind – oder auch anderen – gegenüber äußern, dass man eines lieber hat. Eine solche Äußerung wird das Selbstwertgefühl des Kindes massiv beeinträchtigen.

Die Gerechtigkeit: Alle gleich behandeln?

»Gleichbehandlung« muss nicht das Beste sein.

Habt ihr uns alle gleich lieb?, das ist eine Frage, die die Kinder immer wieder stellen. Wir wollen alle Kinder gleich behandeln und gerecht sein – das ist der Anspruch von uns Eltern. Ein hoher Anspruch, der vermutlich kaum einzulösen ist und vielleicht ist »Gleichbehandlung« auch gar nicht sinnvoll und erstrebenswert? Wenn Eltern sich selber genau beobachten, stellen sie vermutlich rasch fest, dass sie keineswegs jedes Kind gleich behandeln. Beim einen sind sie vielleicht geduldiger oder weniger streng oder nehmen manches mit Humor. Das ist nicht schlimm, solange dieses Verhalten den Bedürfnissen des einzelnen Kindes gerecht wird. Denn jedes Kind hat entsprechend seinem Alter und Entwicklungsstand unterschiedliche Bedürfnisse, z. B. nach Nähe und Selbstständigkeit oder nach Freiheit. Und natürlich hat jedes Kind individuelle Bedürfnisse, die seinem Temperament, seinen Begabungen und Interessen und auch der Geschwisterfolge entspringen. Das eine Kind ist von sich aus temperamentvoll und draufgängerisch, setzt sich leichter durch als das sensible Geschwisterkind. Hier ist »Fingerspitzengefühl« der Eltern gefordert, damit jedes Kind zu seinem Recht kommt.

Gerechtigkeit im Familienalltag: Jedes Kind bekommt, was es braucht.

Wer jeden gleich behandeln möchte, wird keinem Kind gerecht. Das sensible Kind braucht Ansporn, Zuspruch und Förderung des Durchsetzungsvermögens, das robustere Kind muss eher mal gebremst werden, seine Sensibilität, sein Verständnis sollten geweckt werden.

Auch in verschiedenen Lebensphasen sind die Bedürfnisse von Kindern nach Aufmerksamkeit und Zuwendung unterschiedlich. So kann es durchaus sein, dass man sich mit einem Kind intensiver abgibt, Gespräche führt, in es hineinhorcht, während das andere munter seinen Alltag selbst organisiert und allem Anschein nach nur noch »auf Durchreise« zu Hause ist.

Was dem einen gut tut, muss also nicht für das andere auch das Richtige sein.

Daher bedeutet Gerechtigkeit im Familienalltag: Jedes Kind bekommt das, was es braucht. Das kann Ermutigung sein oder Beschwichtigung, die Möglichkeit zur sportlichen Aktivität oder zur musischen Kreativität, lange Gespräche oder gemeinsames Toben. Wobei die Bedürfnisse der Kinder durchaus wechseln können.

So werden Sie jedem Kind gerecht

- Schenken Sie jedem Kind gleich viel Aufmerksamkeit, die aber durchaus anders gestaltet sein kann.
- Seien Sie für jedes Kind gleich offen, aber gehen Sie gegebenenfalls durchaus in Teilbereichen unterschiedlich mit den Kindern um.
- Wenn Sie offen sind für die Persönlichkeit Ihres Kindes, werden Sie ihm am besten gerecht.

> Alle Kinder gleich lieb zu haben bedeutet nicht, alle Kinder gleich zu behandeln. Eltern sollten auf die Bedürfnisse Ihrer Kinder achten, um jedem Kind in seiner Individualität und seinem Entwicklungsstand entsprechend gerecht zu werden.

Für grundsätzliche Familienregeln und Formen des Umgangs miteinander gilt allerdings: Gemeinsame Regeln müssen von allen beachtet werden. Also z. B.: Alle helfen nach klarer Aufgabenverteilung entsprechend den Fähigkeiten im Haushalt mit. Gerecht zugehen – nach festgelegten Grundsätzen – muss es auch in Fragen des Besitzes, z. B. bei der Vergabe von Taschengeld, und später bei der Gewährung von Freiheiten.

Welche Erziehungsgrundsätze haben die Eltern?

Eltern sollten in ihren Erziehungsvorstellungen übereinstimmen.

Erziehung ist nicht kinderleicht – so viel ist heute bekannt. Vielerlei Theorien schwirren durch die Medien, Eltern haben Ansprüche, Vorstellungen und sind selbst durch ihre Erziehung – oft auf unterschiedliche Weise – geprägt. Und sie wollen das Beste für ihre Kinder. Angesichts der heutigen Anforderungen in Beruf und Gesellschaft wollen Eltern ihre Kinder oft mit Durchsetzungsvermögen und viel Selbstbewusstsein ausstatten. Doch auch Werte wie Rücksicht und Toleranz werden sehr hoch geschätzt.

Noch etwas anderes gilt es zu bedenken: Nicht immer stimmen die Eltern in ihren Erziehungsvorstellungen überein. Auch wenn beide Elternteile sich im Großen und Ganzen einig sind, so gibt es doch in der Umsetzung, im alltäglichen Umgang oft unterschiedliche Verhaltensweisen, die auch bestimmt sind von der eigenen Erziehung. Das müssen sich Eltern bewusst machen und darüber sollten sie miteinander sprechen. Sonst kann es passieren, dass Kinder die Eltern gegeneinander ausspielen und beim einen Elternteil etwas zu erreichen versuchen, was der andere ablehnt. Das schadet nicht nur den Kindern, auch Elternstreit ist so vorprogrammiert.

Gesprächskultur: Wie reden wir mit unseren Kindern?

Eine offene Gesprächskultur ist die Basis für ein konstruktives Familienleben.

Das A und O des Familienlebens ist die Kommunikation. Wie eine Familie miteinander umgeht und klarkommt, wie sie zusammenwächst oder auseinander driftet, wird ganz wesentlich davon bestimmt, welcher »Ton« in der Familie herrscht und ob eine offene Gesprächsatmosphäre besteht. Wenn sich die Eltern beim Übergang von der Partnerschaft zur Elternschaft im gemeinsamen Gespräch verbunden bleiben, ist schon ein wichtiger Schritt getan. Wenn Kinder dann von klein auf in eine Gesprächskultur hineinwachsen, bestehen beste Chancen auf ein konstruktives Familienleben, das wächst und über die Jahre allen Familienmitgliedern gerecht wird.

> Kinder, die von klein auf im Gespräch ernst genommen werden, erfahren und lernen, dass man im Gespräch Gefühle äußern kann, Meinungsverschiedenheiten austrägt, dem anderen zuhört und gemeinsam nach Lösungen sucht. Kinder, die diese Erfahrungen machen, sind nicht nur sprachlich gewandter, sondern es fällt ihnen auch leichter, Problemlösungsstrategien zu entwickeln.

Fühlten Sie sich auch schon mal wie ertappt, als Sie hörten, wie Ihr Kind mit seiner Puppe, dem Geschwisterkind oder einem Spielkameraden sprach und Sie dabei Ihre eigenen Worte und Ihren Tonfall wiedererkannten? Manchmal kommt es vor, dass Kinder einem eine Art Spiegel vorhalten.

Aus solchen Schlüsselerlebnissen lässt sich viel lernen, z. B. dass wir oft nicht mit Kindern reden, sondern sie eher mit Worten überschütten, eine Ansprache, eine Predigt halten. Oder dass wir moralisieren und von oben herab mit ihnen reden oder gar einen scharfen Ton annehmen oder auch unbewusst die Stimme erheben.
Und so reden Kinder dann ihrerseits – bevorzugt im Umgang mit dem – kleineren – Geschwisterkind.

Konstruktive Gespräche
Gespräche führen heißt: miteinander reden. Es heißt nicht, eine »Ansprache« halten!

Richtig reden mit Kindern

- Reden Sie mit Kindern im Tonfall und in der Sprachhaltung wie mit Erwachsenen, nicht von »oben herab«.
- Schauen Sie Ihre Kinder an, wenn Sie mit ihnen sprechen.
- Lassen Sie Ihre Kinder aussprechen.
- Seien Sie offen, beziehen Sie nicht von vornherein Stellung.
- Machen Sie kein Kind »herunter«, drohen Sie nicht.
- Nehmen Sie Ihre Kinder ernst, fragen Sie nach, gehen Sie ein auf das, was sie sagen, thematisieren Sie Gefühle, denken Sie gemeinsam nach und suchen Sie gemeinsam nach Lösungen, mit denen alle zufrieden sein können.
- Achten Sie darauf, dass sich keine Bereitschaft einschleicht, einem Kind eher zuzuhören und zu glauben als dem anderen.
- Verhalten Sie sich im Gespräch allen Kindern gegenüber gleich. Hören Sie nicht dem Kleinen geduldig zu und reagieren auf die Äußerungen des Großen genervt oder abweisend.
- Hüten Sie sich vor Besser-Wissen, Ausfragen, Unterstellen oder Überreden.

Der ewige Streit

Der Kampf um die Aufmerksamkeit der Eltern kann zu heftigem Streit führen.

Je älter die Kinder werden, umso mehr stabilisiert sich das Verhalten der Geschwister untereinander. Allerdings kehrt keine Ruhe ein: Aus dem unterschwelligen Geschwisterkampf, dem Buhlen um die Aufmerksamkeit der Eltern, wird oftmals offener, lärmender Streit.

Eltern reagieren meist fassungslos, hätten sie ihren Kindern eine solche Aggressivität doch nicht zugetraut. Doch Kinder haben – wie alle Menschen – Aggressionen und sie haben noch nicht gelernt, sie in andere Bahnen als die offene Auseinandersetzung zu lenken. Streit ist zunächst einmal die kindgemäße Art, auf Meinungsverschiedenheiten zu reagieren. Er kann sich in bösen Beschimpfungen oder gar Handgreiflichkeiten äußern. Es geht darum, sich zu behaupten, zu bestimmen, sich durchzusetzen. Manchmal entsteht Streit aus einer Laune heraus oder wirkt als eine Art Ventil, ein Kind ist frustriert, es langweilt sich oder ärgert sich aus ganz anderen Gründen und bricht einen Streit vom Zaun. Mit zunehmendem Alter führt der Wunsch nach Privatsphäre, sich zurückziehen zu können und seine Ruhe zu haben, immer häufiger zu einem Streit.

Streit entsteht, wenn ein Kind glaubt, nicht zu seinem Recht gekommen zu sein, Unrecht erlitten zu haben. Kinder überwinden einen Streit aber oft auch sehr schnell wieder und sind nicht nachtragend.

Was soll der Streit?

Geschwister können ihre Konflikte oft selber lösen, ...

Interessant ist, dass Streitigkeiten unter Geschwistern vor allem vor den Eltern ausgetragen werden. Es geht also eindeutig darum, die Aufmerksamkeit der Eltern zu erlangen, es geht darum, sie als Schiedsrichter zu mobilisieren. In der Regel versuchen die streitenden Geschwister, ein Elternteil für sich einzunehmen und gegen den anderen aufzubringen. Das ist allerdings nicht wünschenswert und geht selten gut.

Daher sollten sich Eltern in kindliche Konflikte möglichst wenig einmischen und niemals für ein Kind Partei ergreifen. Die Geschwister sollen (und können in den meisten Fällen) das Problem selbst lösen. Dazu brauchen sie verbale Konfliktlösungsmethoden, die sie von den Eltern lernen müssen. Oft legt sich ein Streit jedoch schon bald, wenn die Eltern das Szenario verlassen – schließlich ist das Publikum dann weg.

Wie sollen sich Eltern bei Streitigkeiten verhalten?

... wenn die Eltern sich nicht als Schiedsrichter einmischen.

Ob aus den Geschwistern richtige Streithähne werden, hängt auch von der Reaktion der Eltern ab. Wenn sie auf jeden Streit eingehen, den »Schuldigen« herauszufinden versuchen und möglicherweise zum Schluss noch Schiedsrichter spielen und ein »Machtwort« sprechen, dann wird die Sache für die Kinder erst richtig interessant. Dann haben sie erreicht, um was es eigentlich geht: die Aufmerksamkeit und Parteinahme der Eltern. Auch wenn Eltern entnervt »dazwischengehen«, ist das für die Kinder eine durchaus erwünschte Reaktion.
Besser ist es daher, sich im Normalfall nicht einzumischen, sondern die Kinder ihre Angelegenheiten selbst lösen zu lassen. Wann Ihr Eingreifen als Eltern wirklich nötig ist, dafür müssen Sie ein Gefühl entwickeln.
Letztlich ist ein Eingreifen eigentlich nur dann nötig, wenn Gefahr besteht, dass sich ein Kind ernsthaft verletzt oder wenn eines ständig unterdrückt wird. Achtung: Nicht immer ist das Kleine das Unschuldige. Hüten Sie sich davor, automatisch für das jüngere Kind Partei zu ergreifen.

So reagieren Eltern richtig

- Erst mal nicht eingreifen, sondern schauen, ob die Kinder die Auseinandersetzung selber regeln.
- Keine Partei ergreifen, nicht Schiedsrichter, sondern höchstens Mittler sein, indem man zur Kommunikation/Verständigung anleitet.

- Die Kinder vor Gewalt schützen; wenn ein Kind handgreiflich wird, die Kinder trennen und eine Auszeit verordnen.
- Mit zunehmendem Alter der Kinder klare Streitregeln und Grenzen definieren.
- Oftmals hilfreich: Sich unerwartet verhalten, die Situation auflösen, indem man jedem Kind Aufgaben überträgt.

Streit kann – und soll – aber durchaus thematisiert werden. Nicht im akuten Fall, sondern als Teil des familiären Umgangs miteinander. Denn verbieten lässt sich Streit nicht. Daher ist es wichtig, den Kindern von klein an bestimmte »Streitregeln« nahe zu bringen, im Rahmen derer sie ihre Konflikte selbst regeln sollen.

Streitregeln für Kinder

- Nicht körperlich massiv angreifen – nie ins Gesicht schlagen.
- Nicht umstoßen.
- Nicht an den Haaren ziehen.
- Nicht den anderen böse niedermachen.
- Nichts vom anderen kaputtmachen.

Die Eltern als »Mittler«

Gelegentlich ist es sinnvoll, dass Eltern als Mittler in einem Streitfall auftreten.

Manchmal ist es angebracht, wenn die Eltern selbst einmal beobachten und überlegen, in welchen Situationen die Kinder besonders »streitanfällig« sind. Dient das Streiten als Ventil? Streiten die Kinder immer wieder aus den gleichen Gründen? Greifen sie vielleicht Spannungen innerhalb der Familie auf? Wenn Kinder selbst keine Lösung finden, können Eltern Hilfestellung geben, um die Kinder anzuleiten, eine Lösung zu finden, d. h. verschiedene Lösungsmöglichkeiten vorschlagen. Sie können Mittler sein, indem sie jedes Kind seine Sicht der

Dinge schildern lassen und die Kinder dafür sensibilisieren, sich jeweils in die Lage des anderen hineinzuversetzen. Niemals darf bei elterlichem Eingreifen die Schuldfrage in den Mittelpunkt gestellt werden. Es geht vielmehr darum, die Situation zu klären und den Konflikt durch eine allgemein zufrieden stellende Lösung aufzuheben.

Eine Auszeit entschärft den Konflikt zwischen den Geschwistern.

Es kommt immer wieder vor, dass alle Lösungsangebote nichts nutzen, die Anleitung zum Dialog nichts fruchtet und die Streithähne zu keiner konstruktiven Lösung willens oder in der Lage sind. Dann gilt für Eltern: Konsequent und rasch handeln statt predigen und moralisieren, d. h. die Kinder sofort trennen, eine Auszeit verordnen und später aus der Distanz den Konflikt aufarbeiten.

Zur elterlichen Beruhigung

Eltern sind nicht immer für alles verantwortlich. Es tut oft weh, zu sehen, wie die eigenen Kinder streiten, und es stellt sich leicht das Gefühl ein, alles falsch gemacht zu haben. Dann mischt man sich ein, aus dem Glauben heraus, versagt zu haben, wenn die Kinder nicht friedlich miteinander umgehen.

Doch Kinder müssen lernen, selbst mit schwierigen Situationen zurechtzukommen und auch mit Ungerechtigkeit und Verletzungen fertig zu werden. Wenn wir immer alles für die Kinder tun, können sie nicht selbstständig werden und Eigenverantwortung entwickeln.

Übrigens: Es gibt bestimmte Phasen, auch im Tagesverlauf, in denen Streit vorprogrammiert ist. Wenn Kinder bestimmte Entwicklungsschritte tun, aber auch wenn sie müde, hungrig oder überreizt sind, brauchen sie ein Ventil für ihre Unlust. Wenn Sie solche Zeiten, die in vielen Familien am Spätnachmittag auftreten, erkennen, können Sie vorbeugende Strategien entwickeln, z. B. den Kindern Aufgaben übertragen oder die Geschwister getrennt beschäftigen. Entsprechendes gilt auch für Regentage oder Ferien.

»Meins!«

Was gehört wem und wer bekommt was: Das will immer wieder geklärt werden.

Teilen lernen – das ist neben dem Streit das zweite wichtige Thema der Kindheit und der Erziehung und führt oft genug zu Streit. Wenn das eine Kind mit den Legosteinen spielt, braucht garantiert das andere genau die gleichen. Auch wenn der Bauernhof lange Zeit unbeachtet in der Ecke stand, wollen bestimmt urplötzlich beide Kinder damit spielen – aber nicht gemeinsam. Später stellt sich dann die Frage nach der Gerechtigkeit: Wer bekommt mehr? Und dann gibt es alltägliche Situationen, in denen gerecht gehandelt werden soll: Da bekommt das eine Kind Süßigkeiten geschenkt, das andere nicht – was tun? Grundsätzlich teilen Kinder bereitwillig, gerade das Austeilen macht ihnen viel Freude. Und wenn ein Familienklima herrscht, in dem die anderen Familienmitglieder gleichsam immer »mitgedacht« werden, so wird das Kind diese Haltung grundsätzlich übernehmen – auch wenn gelegentlich ein erbitterter Streit um einzelne »Besitztümer« entbrennen kann. »Mitdenken« bedeutet z. B., dem Geschwisterkind vom Einkaufen auch etwas mitbringen, wenn sich das Kind, das die Mutter begleitet hat, dort eine Kleinigkeit aussuchen durfte.

Klare Besitzverhältnisse

Bestimme Spielsachen sollten jedem Kind allein gehören. Man kann sie aber ausleihen. Wenn das große Kind »herauswächst«, sollte es selbstverständlich sein, dass das jüngere Geschwisterkind die Sachen bekommt, außer bestimmten Lieblingsdingen, z. B. Kuscheltier, Lieblingsauto usw.

Besitzverhältnisse müssen klar geregelt werden.

Was dem einen und was dem anderen Kind selber gehört, wird klar getrennt. Jedes Kind bekommt seine eigenen Kisten. Manche Sachen können aber auch beiden Kindern oder der ganzen Familie gehören, z. B. die Autorennbahn oder Familienspiele, die man sowieso gemeinsam spielt.
Bei der Benutzung anderer gemeinsamer Besitztümer, z. B. die Schaukel im Garten, lohnt es sich, klare Regeln einzuführen, wie die, regelmäßig in einem bestimmten Turnus abzuwechseln. Verbrauchsmaterial, wie Wachsmalstifte oder Blöcke, hat jedes Kind besser für sich in ausreichender Menge zur Verfügung und kann damit nach Belieben werkeln.
Klären Sie im Gespräch mit Ihren Kindern, welche weiteren Grundregeln bei Ihnen gelten sollen. Gehen Sie dabei auf jedes Kind und seine individuellen Bedürfnisse und Empfindlichkeiten ein, damit jedes voll hinter der Absprache stehen kann. Dennoch wird der Vorwurf der Bevorzugung des einen oder des anderen Kindes mit Sicherheit immer wieder geäußert, denn Kinder erleben Besitz ganz subjektiv und nicht am echten Wert orientiert. Drei Kleinigkeiten sind für ein kleines Kind viel »mehr« als ein großes teueres Stück. Das ist etwa so wie mit dem Liebhaben (siehe S. 115 f.), es ist ein Balanceakt, der ständige Versuch, allen gerecht zu werden, und das gelegentliche Gefühl, es doch nicht zu schaffen. Doch seien Sie versichert: Das ist normal und gehört für die Kinder zum Großwerden dazu.

Grundregeln erleichtern den Umgang mit »Besitz«

- Nichts einfach wegnehmen bzw. »ausleihen«, was dem anderen gehört, auch wenn derjenige es gerade nicht in Gebrauch hat. Immer erst fragen.
- »Vererbt« werden nur Gegenstände, an denen das ältere Kind definitiv kein Interesse mehr hat.

Zur Familie wachsen

Ein gesundes Familienklima muss wachsen und lässt sich formen.

In einer glücklichen Familie leben, Geborgenheit empfinden, einen Hort der Harmonie bilden – dieser Wunsch stand am Beginn der Familiengründung, des Kinderwunsches. Nun sind zwei Kinder da und von Harmonie oft keine Spur!

Eltern fragen sich immer wieder entsetzt, wie ihre Kinder nur so hässlich miteinander umgehen können und was in ihrer Familie »abgeht«. Sie fragen sich, ob Aggressivität angeboren ist oder was sie denn falsch gemacht haben. Gleichwohl bleibt das Ideal der Harmonie, des liebevollen Umgangs miteinander, der Solidarität und Kooperation das erstrebenswerte Ziel – und das ist gut so.

Das bewusste und harmonische Miteinander in der Familie braucht klare Regeln.

Eine Familie wächst und entwickelt sich; jedes einzelne Familienmitglied reift und verändert sich in den Jahren des Zusammenlebens. Dabei entstehen Gemeinsamkeit und Zusammengehörigkeit – in jedem Fall. Durch bestimmte Leitlinien, die die Atmosphäre in der Familie formen, lässt sich ein gesundes »Familienklima« schaffen. Von besonderer Bedeutung ist dabei zunächst, wie die Eltern miteinander umgehen. Ihr Vorbildverhalten prägt die Kinder ganz wesentlich. Ebenso wird das geschwisterliche Verhalten davon geprägt, wie die Eltern mit den Kindern umgehen. Das Ziel ist es, Achtung voreinander zu entwickeln und damit Respekt und Solidarität zu fördern. In diesem Zusammenhang gilt es die Verschiedenartigkeit jedes Kindes zu schätzen und damit das individuelle Selbstbewusstsein zu stärken und jedem Kind Selbstwertgefühl zu vermitteln. Durch klare Regeln und klare Besitzverhältnisse (siehe S.124 f.) mit Freiräumen für jedes Kind lässt sich dann eine förderliche Atmosphäre mit einem für alle konstruktiv erlebten Alltag schaffen. Harmonie bedeutet, dass man sich gegenseitig schätzt, offen ist, zuhören kann und dass keine Rollenzuschreibungen existieren.

Unsere Familie ist ein starkes Team

Das bewusste Miteinander in einer Familie muss wachsen durch

- das Vorbildverhalten der Eltern,
- einen bewussten und respektvollen Umgang miteinander,
- konstruktiv erlebte und nach Regeln ausgetragene Streitigkeiten,
- gemeinsame Aktivitäten,
- gemeinsame Mahlzeiten,
- gemeinsame Spielenachmittage und dadurch, dass man immer im Austausch, im Gespräch bleibt,
- kleine Familienrituale: ein besonderes Sonntagsfrühstück, Geburtstage besonders feiern, gelegentlich eine selbst gemachte Überraschung,
- regelmäßige »Familienkonferenzen«,
- ein Gemeinschaftsgefühl, das auch durch gemeinsame Unternehmungen entsteht und aus dem Solidarität erwächst.

Einige Grundregeln für den Umgang miteinander

- Wir lassen einander ausreden, hören uns andere Meinungen an und gehen darauf ein.
- Wir versuchen, den anderen zu verstehen.
- Wir begrüßen und verabschieden uns.
- Wir bitten um Hilfsdienste und leisten sie.
- Wir sehen manches auch mit Gelassenheit.

Und eines bestätigt sich immer wieder: In glücklichen Familien wird viel gelacht. Humor und Gelassenheit sind wichtiger als manch hohe Ideale.

Literatur zum Weiterlesen

Stephan P. Bank / Michael D. Kahn: Geschwisterbindung. Junfermann, 1989
Kimberly Barrett: Eltern sein ohne Stress. Ravensburger, 1995
Rudolf Dreikurs / Vicky Soltz: Kinder fordern uns heraus. Wie erziehen wir sie zeitgemäß? Klett-Cotta, 2005
Judy Dunn: Warum Geschwister so verschieden sind. Klett-Cotta, 1996
Wolfgang Endres: Geschwister … haben sich zum Streiten gern. Beltz, 1984 (2005)
Andrea Ernst / V. Herbst / K. Langbein / C. Skalnik: Kursbuch Kinder. Kiepenheuer & Witsch, 1993
Thomas Gordon: Familienkonferenz. Die Lösung von Konflikten zwischen Eltern und Kind. Hoffman und Campe, 1972
Helga Gürtler: Mit dem zweiten Kind wird alles anders. Südwest, 1995
Helga Gürtler: Regeln finden ohne Tränen. So lösen Sie Konflikte in der Familie. Urania, 2002
Hartmut Kasten: Geschwister. Vorbilder, Rivalen, Vertraute. Reinhardt, 2003
Remo H. Largo: Babyjahre. Die frühkindliche Entwicklung aus biologischer Sicht. Piper, 2005
Bettina Mähler: Geschwister. Krach und Harmonie im Kinderzimmer. rororo, 1992
Maria Montessori: Kinder sind anders. Auer, 1999
Rolf Oerter / Leo Montada: Entwicklungspsychologie. Beltz. PsychologieVerlagsunion, 2002
Christine Schilte / Francoise Auzoy: Das Wunder der ersten Jahre. Ravensburger, 1992
Frank J. Sulloway: Der Rebell der Familie. Geschwisterrivalität. Goldmann, 1999